# CUISINE ORIGINALE DES MUFFINS FAITS MAISON

## 150 Recettes inratables et savoureuses de Grand-mère

## ROBERT GAUTIER

# Table des matières

# MENTIONS LEGALES

# Introduction

La boulangerie moderne s'est cependant développée beaucoup plus tard. Gâteaux étagés, chocolat les gâteaux, les pâtisseries feuilletées, les muffins et les biscuits au beurre sont un ajout récent au dessert mais ils ont rapidement conquis le cœur de tous les boulangers du monde.

Les équipements modernes ont également contribué à cette évolution, surtout après est devenu également de plus en plus accessible aux cuisiniers à domicile. Mais contrairement à d'autres professions, la boulangerie est à la fois une science et un art. Et tout comme une science, il vient avec des mesures et des recettes qui souvent ne peuvent être légèrement modifié.

Tasses, cuillères à soupe, cuillères à café et les onces sont parfaites pour obtenir des gâteaux moelleux, de bons biscuits, des muffins incroyables ou des cupcakes, de délicieux pains rapides ou des pâtes à la levure moelleuses.

Ce livre "MES MUFFINS 100% FAITS MAISON" de 66 Recettes inratables et originales de Grand-mère vise à devenir l'un des livres de cuisine les plus complets pour la préparation des muffins faisant référence aux desserts sur le marché. Il couvre une large gamme de desserts muffins et une large gamme de saveurs, il mélange des textures et des arômes intéressants dans d'excellentes recettes en attente à essayer dans la cuisine de votre maison.

L'avantage c'est que vous n'avez pas besoin de compétences particulières pour y parvenir. Autant que vous sachiez comment mélanger, ayez un bol et un fouet autour, un moule à pain ou moule à muffins, vous êtes prêt à partir. Alors continuez à lire et découvrons ensemble le monde incroyable des desserts muffins ! Mets ton tablier et commençons la cuisson, découvrons à quel point c'est amusant, combien cela apporte de joie et comment réconfortant et ça nous fait sentir joyeux !

## Muffins croquants à la banane

Durée : 1 heure
Portions : 12
**Ingrédients:**
2 bananes, en purée
½ tasse de sucre brun clair
2 oeufs
½ tasse de lait
1 cuillère à café d'extrait de vanille
½ tasse d'huile de canola
2 tasses de farine tout usage
¼ cuillère à café de sel
1 ½ cuillères à café de levure chimique
½ tasse de noix de coco râpée
1 tasse de flocons d'avoine
**Instructions:**
1. Mélangez les bananes, le sucre, les œufs, le lait, la vanille et l'huile dans un bol.
2. Incorporer la farine, le sel, la levure et la noix de coco et mélanger avec une spatule. 3. Verser la pâte dans un moule à muffins tapissé de papiers à muffins et recouvrir chaque muffin avec des flocons d'avoine.
4. Cuire au four préchauffé à 350F pendant 20-25 minutes ou jusqu'à ce qu'il soit bien levé et brun doré.

5. Servir les muffins frais.

**Information nutritionnelle par portion**
Calories : 251
Matières grasses : 11,8 g
Protéines : 4.6g
Glucides : 32,3 g

# Muffins aux bananes

Durée : 1 heure
Portions : 12
**Ingrédients:**
2 oeufs
½ tasse de sucre brun clair
2 cuillères à soupe de mélasse
1 cuillère à café d'extrait de vanille
¼ tasse de beurre, fondu
1 tasse de babeurre
1 ½ tasse de farine tout usage
½ tasse de cacao en poudre
¼ cuillère à café dc scl
2 cuillères à café de levure
2 bananes, tranchées
**Instructions:**
1. Mélangez les œufs et le sucre dans un bol jusqu'à ce qu'ils soient pâles et légers. Ajouter la mélasse et la vanille et bien mélanger.
2. Incorporer le beurre et le babeurre puis ajouter la farine, la poudre de cacao, le sel et la levure chimique.

3. Incorporer les tranches de banane et verser la pâte dans un moule à muffins chemisé avec vos papiers muffins préférés.
4. Cuire au four préchauffé à 350F pendant 15-20 minutes. Lorsque vous avez terminé, laissez-les refroidir dans le moule avant de servir.

**Information nutritionnelle par portion**
Calories : 169
Matières grasses : 5,4 g
Protéines : 4.1g
Glucides : 28,3 g

Muffins du matin

Temps : 1 ¼ heures
Portions : 12
**Ingrédients:**
2 oeufs
½ tasse de sucre brun clair
1 cuillère à café d'extrait de vanille
1 tasse de babeurre
1 ½ tasse de farine tout usage
½ tasse de farine d'avoine
¼ cuillère à café de sel
1 cuillère à café de bicarbonate de soude
1 tasse de carottes râpées
½ tasse de canneberges séchées
1 pomme, épépinée et coupée en dés
**Instructions:**

1. Mélangez les œufs et le sucre dans un bol jusqu'à ce qu'ils soient pâles et aérés.
2. Ajouter la vanille et le babeurre et bien mélanger.
3. Incorporer les farines, le sel et le bicarbonate de soude puis ajouter les carottes, les canneberges et pomme. 4. Versez la pâte dans un moule à muffins garni de votre muffin préféré papiers.
5. Cuire au four préchauffé à 350F pendant 20 minutes ou jusqu'à ce qu'ils passent le test du cure-dent.
6. Servir les muffins frais.

**Information nutritionnelle par portion**
Calories : 129
Matières grasses : 1,3 g
Protéines : 3,8 g
Glucides : 25,0 g


# Muffins mexicains au chocolat


Durée : 1 heure
Portions : 12
**Ingrédients:**
1 ½ tasse de farine tout usage
¼ tasse de cacao en poudre
¾ tasse de sucre blanc
¼ cuillère à café de sel
1 cuillère à café de levure chimique
¼ cuillère à café de bicarbonate de soude
½ cuillère à café de poudre de chili
3 bananes en purée
1 oeuf

½ tasse de beurre, fondu
¼ tasse de lait
1 tasse de pépites de chocolat noir

**Instructions:**

1. Mélanger la farine, la poudre de cacao, le sucre, le sel, la levure chimique, le bicarbonate de soude et de la poudre de chili. 2. Ajoutez les bananes, l'œuf, le beurre et le lait et mélangez rapidement.

3. Incorporez les pépites de chocolat puis versez la pâte dans un moule à muffins chemisé avec des papiers muffins.

4. Cuire les muffins dans le four préchauffé à 350F pendant 15-20 minutes ou jusqu'à ce qu'il soit bien levé et parfumé. 5. Servir les muffins frais.

**Information nutritionnelle par portion**

Calories : 257
Matières grasses : 11,3 g
Protéines : 3,6 g
Glucides : 39,4 g

## Muffins à l'huile d'olive et à l'orange

Durée : 1 heure
Portions : 12
**Ingrédients:**
4 œufs
1 tasse de sucre blanc
½ tasse de jus d'orange frais
¼ tasse d'huile d'olive
1 cuillère à café d'extrait de vanille
1 cuillère à soupe de zeste d'orange

1 tasse de farine d'amande
1 tasse de farine tout usage
¼ cuillère à café de sel
1 cuillère à café de levure chimique
½ tasse d'amandes effilées

**Instructions:**

1. Mélangez les œufs et le sucre dans un bol jusqu'à consistance mousseuse et pâle.
2. Ajouter le jus d'orange, l'huile, la vanille et le zeste d'orange et bien mélanger.
3. Incorporer les farines, le sel et la levure puis verser la pâte dans un moule à muffins tapissé de papiers à muffins.
4. Garnir chaque muffin d'amandes effilées et cuire au four préchauffé à 350F pendant 15-20 minutes ou jusqu'à ce qu'il soit bien levé et doré. 5. Servir les muffins frais.

**Information nutritionnelle par portion**
Calories : 200
Matières grasses : 8,9 g
Protéines : 4.4g
Glucides : 27,5g

## Muffins aux courgettes et aux carottes

Durée : 1 heure
Portions : 12
**Ingrédients:**
1 tasse de farine d'amande
½ tasse de farine de riz brun
¼ cuillère à café de sel
1 ½ cuillères à café de levure chimique

½ cuillère à café de cannelle en poudre
½ tasse d'huile de canola
¼ tasse de sirop d'érable
1 oeuf
1 tasse de carottes râpées
1 tasse de courgettes râpées
½ tasse de raisins secs dorés

**Instructions:**

1. Mélangez les farines, le sel, la levure chimique et la cannelle dans un bol.
2. Incorporer l'huile de canola, le sirop d'érable et l'œuf et mélanger rapidement.
3. Incorporer les carottes, les courgettes et les raisins secs puis verser la pâte dans un moule à muffins tapissé de papiers à muffins.
4. Cuire au four préchauffé à 350F pendant 20 minutes ou jusqu'à ce qu'ils passent Le test du cure-dent. 5. Servir les muffins frais.

**Information nutritionnelle par portion**
Calories : 164
Matières grasses : 10,8 g
Protéines : 1,8 g
Glucides : 16,3 g

## Muffins au kaki

Durée : 1 heure
Portions : 12
**Ingrédients:**

1 ½ tasse de farine tout usage
½ tasse de farine de blé entier
½ cuillère à café de sel
2 cuillères à café de levure
½ cuillère à café de gingembre moulu
½ cuillère à café de cannelle en poudre
2 oeufs
½ tasse de beurre, fondu
¾ tasse de babeurre
1 cuillère à café d'extrait de vanille
2 fruits de kaki, coupés en dés

**Instructions:**

1. Mélangez les farines, le sel, la levure chimique, le gingembre et la cannelle dans un bol. 2. Incorporer les œufs, le beurre, le babeurre et la vanille et mélanger rapidement.

3. Incorporez le kaki puis versez la pâte dans un moule à muffins chemisé avec des papiers muffins.

4. Cuire au four préchauffé à 350F pendant 15-20 minutes ou jusqu'à ce que bien levé et brun doré. 5. Servez les muffins frais ou conservez-les dans un contenant hermétique jusqu'à 4 jours.

**Information nutritionnelle par portion**
Calories : 182
Matières grasses : 8,7 g
Protéines : 3,8 g
Glucides : 22,4 g

Muffins à la crème sure

Durée : 1 heure

Portions : 12

**Ingrédients:**

2 tasses de farine tout usage

¼ cuillère à café de sel

2 cuillères à café de levure

1 tasse de beurre, ramolli

1 ½ tasse de crème sure

1 cuillère à café d'extrait de vanille

**Instructions:**

1. Mélanger le beurre, la vanille et la crème sure dans un bol jusqu'à consistance crémeuse. 2. Ajouter la farine, le sel et la levure puis verser la pâte dans un moule à muffins tapissé de papiers à muffins.

3. Cuire au four préchauffé à 350F pendant 15-20 minutes ou jusqu'à ce que bien

Levé et brun doré. 4. Servir les muffins frais.

**Information nutritionnelle par portion**

Calories : 275

Matières grasses : 21,6 g

Protéines : 3,2 g

Glucides : 17,6 g

Muffins multi-grains

Durée : 1 heure

Portions : 12

**Ingrédients:**

1 tasse de farine de blé entier

½ tasse de son de blé

½ tasse de farine tout usage
2 cuillères à café de levure
¼ cuillère à café de sel
2 oeufs
1 ½ tasse de babeurre
¼ tasse d'huile de canola
½ tasse de sucre brun clair
½ tasse de noix
2 cuillères à soupe de graines de citrouille
2 cuillères à soupe de graines de tournesol

**Instructions:**

1. Mélanger les farines, le son, la levure chimique et le sel dans un bol.
2. Ajouter les œufs, le babeurre, l'huile, le sucre, les noix et les graines et mélanger avec une spatule.
3. Versez la pâte dans un moule à muffins tapissé de papiers à muffins et enfournez
Le four préchauffé à 350F pendant 15-20 minutes ou jusqu'à ce qu'il soit bien levé et brun doré.
4. Servir les muffins frais.

**Information nutritionnelle par portion**

Calories : 192
Matières grasses : 9.8g
Protéines : 5,6 g
Glucides : 22,2g

Muffins des Caraïbes

Durée : 1 heure
Portions : 12

**Ingrédients:**
1 ½ tasse de farine tout usage
¼ tasse de son de blé
¼ cuillère à café de sel
1 ½ cuillères à café de levure chimique
2 cuillères à soupe de graines de chia
½ tasse de noix de coco râpée
1 oeuf
1 tasse de babeurre
1 tasse d'ananas écrasé
1 mangue, pelée et coupée en dés

**Instructions:**
1. Mélanger la farine, le son de blé, le sel, la levure chimique, les graines de chia et noix de coco dans un bol.
2. Ajouter l'œuf, le babeurre et l'ananas et bien mélanger.
3. Incorporez la mangue puis versez la pâte dans un moule à muffins tapissé de papiers à muffins.
4. Cuire les muffins au four préchauffé à 350F pendant 20 minutes ou Jusqu'à ce qu'il soit bien gonflé et doré.
5. Servir les muffins frais.

**Information nutritionnelle par portion**
Calories : 130
Matières grasses : 3,5 g
Protéines : 4.3g
Glucides : 21,0 g


Cupcakes à la citrouille et au chocolat blanc


Durée : 1h30
Portions : 14

## Ingrédients:
Petits gâteaux :
2 tasses de farine tout usage
1 cuillère à café de levure chimique
½ cuillère à café de bicarbonate de soude
½ cuillère à café de cannelle en poudre
½ cuillère à café de gingembre moulu
½ cuillère à café de cardamome moulue
½ cuillère à café de sel
2 oeufs
½ tasse de sucre brun clair
½ tasse de lait
1 tasse de purée de citrouille
¼ tasse d'huile de canola
1 cuillère à café d'extrait de vanille
½ tasse de pépites de chocolat noir
## Glaçage:
1 tasse de crème épaisse
2 tasses de pépites de chocolat blanc
1 cuillère à café d'extrait de vanille
2 cuillères à soupe de beurre
## Instructions:
1. Pour les cupcakes, mélanger la farine, la levure chimique, le bicarbonate de soude, les épices et du sel dans un bol.
2. Mélangez les œufs et le sucre dans un bol jusqu'à consistance mousseuse et pâle.
3. Ajouter le lait, la purée de citrouille, l'huile de canola et la vanille et bien mélanger.
4. Incorporer le mélange de farine puis verser la pâte dans un moule à muffins chemisé avec des papiers muffins.
5. Cuire au four préchauffé à 350F pendant 20 minutes ou jusqu'à ce que les cupcakes passent le test du cure-dent.
6. Laissez-les refroidir dans la poêle.

7. Pour le glaçage, porter la crème à ébullition. Retirer ; chauffer et incorporer le chocolat. Mélanger jusqu'à ce qu'il soit fondu et lisse. 8. Ajouter la vanille et le beurre et bien mélanger. 9. Laisser refroidir complètement puis fouetter la crème jusqu'à ce qu'elle soit mousseuse et pâle. 10. Garnir les cupcakes de glaçage et décorer d'un saupoudrage de poudre de cannelle.

## Information nutritionnelle par portion

Calories : 336
Matières grasses : 18,7 g
Protéines : 5,1 g
Glucides : 38,4 g

## Muffins au brownie décadents

Durée : 1 heure
Portions : 12

**Ingrédients:**
¾ tasse de beurre
1 ½ tasse de pépites de chocolat noir
4 œufs
1 tasse de sucre brun clair
1 cuillère à café d'extrait de vanille
1 tasse de farine tout usage
½ cuillère à café de bicarbonate de soude
¼ cuillère à café de sel

**Instructions:**
1. Faire fondre le beurre et le chocolat dans un bol résistant à la chaleur au-dessus d'une eau de bain chaude. Laisser refroidir légèrement.

2. Mélangez les œufs et le sucre dans un bol jusqu'à consistance mousseuse et pâle. Ajouter la vanille puis incorporer le mélange de chocolat.

3. Incorporer la farine, le bicarbonate de soude et le sel puis verser la pâte dans un moule à muffins tapissé de papiers à muffins.

4.  Cuire au four préchauffé à 350F pendant 10-15 minutes ou jusqu'à ce que le tout soit pris. 5. Laisser refroidir dans le moule puis servir.

**Information nutritionnelle par portion**
Calories : 278
Matières grasses : 17,1 g
Protéines : 4.1g
Glucides : 30,0g

## Muffins au citron avec graines de chia

Durée : 1 heure
Portions : 12
**Ingrédients:**
2 cuillères à soupe de graines de chia
2 tasses de farine tout usage
1 ½ cuillères à café de levure chimique
½ cuillère à café de bicarbonate de soude
¼ cuillère à café de sel
1 tasse de yaourt nature
½ tasse d'huile de noix de coco, fondue
1 cuillère à café d'extrait de vanille
1 tasse de sucre blanc
2 oeufs

**Instructions:**
1. Mélangez les graines de chia, la farine, la levure chimique, le bicarbonate de soude et le sel dans un bol.
2. Ajoutez le yaourt, l'huile de coco, la vanille, le sucre et les œufs et donnez-lui un mélange rapide.
3. Verser la pâte dans un moule à muffins tapissé de papiers à muffins.
4. Cuire au four préchauffé à 350F pendant 20 minutes ou jusqu'à ce qu'ils passent le test du cure-dent. 5. Servir les muffins frais.

**Information nutritionnelle par portion**
Calories : 269
Matières grasses : 11,9 g
Protéines : 5,3 g
Glucides : 36,2 g

## Muffins au maïs et aux framboises sucrées

Durée : 1 heure
Portions : 12
**Ingrédients:**
1 ½ tasse de farine tout usage
1 tasse de semoule de maïs jaune
½ tasse de sucre blanc
2 cuillères à café de levure
¼ cuillère à café de sel
1 tasse de babeurre
½ tasse de confiture d'abricots
¼ tasse d'huile de canola
1 cuillère à soupe de zeste d'orange

2 oeufs
1 tasse de framboises
**Instructions:**
1. Mélangez la farine, la semoule de maïs, le sucre, la levure chimique et le sel dans un bol. 2. Incorporer le babeurre, la confiture d'abricots, l'huile, le zeste d'orange, les œufs et mélanger bien.
3. Incorporez les framboises puis versez la pâte dans un moule à muffins garni de papiers à muffins.
4. Cuire les muffins au four préchauffé à 350F pendant 20 minutes ou jusqu'à ce qu'il soit bien gonflé et doré.
5. Laissez les muffins refroidir dans le moule avant de servir.

**Information nutritionnelle par portion**
Calories : 223
Matières grasses : 6,1g
Protéines : 4.3g
Glucides : 39,4 g

## Muffins aux pêches et à la crème

Durée : 1 heure
Portions : 12
**Ingrédients:**
2 tasses de farine tout usage
2 cuillères à café de levure
¼ cuillère à café de sel
1 tasse de beurre, fondu
1 tasse de crème sure
½ tasse de sucre blanc
1 cuillère à café d'extrait de vanille
2 pêches, dénoyautées et coupées en dés
**Instructions:**

1. Mélanger le beurre, la crème sure, le sucre et la vanille dans un bol jusqu'à consistance crémeuse.
2. Ajouter la farine, la levure et le sel puis incorporer les pêches.
3. Versez la pâte dans un moule à muffins tapissé de papiers à muffins et enfournez le four préchauffé à 350F pendant 20 minutes ou jusqu'à ce qu'il soit doré et bien ressuscité.
4. Servir les muffins frais.

**Information nutritionnelle par portion**
Calories : 292
Matières grasses : 19,6 g
Protéines : 3.1g
Glucides : 27,1g


Muffins frais au gingembre


Durée : 1 heure
Portions : 12
**Ingrédients:**
½ tasse de beurre, ramolli
2 oeufs
1 tasse de babeurre
1 ½ cuillères à café de gingembre râpé
1 cuillère à café d'extrait de vanille
½ tasse de sucre brun clair
2 tasses de farine tout usage
½ cuillère à café de sel
2 cuillères à café de levure
**Instructions:**
1. Mélangez le beurre, les œufs, le babeurre, le gingembre et la vanille dans un bol. 2. Incorporer le sucre et bien mélanger.

3. Incorporer la farine, le sel et la levure puis verser la pâte dans un moule à muffins tapissé de papiers à muffins.
4. Cuire au four préchauffé à 350F pendant 20 minutes ou jusqu'à ce qu'il soit bien levé et brun doré.
5. Servir les muffins frais.

## Information nutritionnelle par portion

Calories : 188
Matières grasses : 8,8 g
Protéines : 3,9 g
Glucides : 23,5 g

## BISCUITS CHOCO-BAIES

TEMPS DE PRÉPARATION 5 minutes
TEMPS DE CUISSON 15 minutes
TEMPS TOTAL 20 min
Portions : 20

## INGRÉDIENTS

2 tasses de farine ordinaire
2 cuillères à café de levure chimique
1 tasse de sucre
½ cuillère à café de sel
½ tasse de canneberges séchées
½ tasse de pépites de chocolat sans produits laitiers
¼ cuillère à café de cannelle (facultatif)

1 cuillère à café d'essence de vanille
½ tasse d'huile végétale
tasse d'eau

## INSTRUCTIONS

Préchauffer le four à 180°C et tapisser une plaque de papier cuisson.
Insérez la lame de broyage / pétrissage dans le bol. Ajouter tous les ingrédients secs, puis les humides. Réglez à la vitesse 5 pendant 30 secondes.
Rouler la pâte en boules et enfourner 15 minutes jusqu'à ce qu'elle soit légèrement dorée.

# BISCUITS AU CHOCOLAT ET AUX CANNEBERGES

TEMPS DE PRÉPARATION 1 min
TEMPS DE CUISSON 15 minutes
TEMPS TOTAL 16 min
Portions : 20

## INGRÉDIENTS

2 tasses de farine ordinaire
2 cuillères à café de levure chimique
1 tasse de sucre
1 cuillère à soupe de cacao non sucré
1 cuillère à café de cannelle

½ cuillère à café de sel
½ tasse de canneberges séchées
½ tasse de pépites de chocolat sans produits laitiers
1 cuillère à café d'extrait de vanille
½ tasse d'huile végétale
tasse d'eau

## INSTRUCTIONS

Préchauffer le four à 180°C et tapisser une plaque de papier cuisson.
Insérez la lame de broyage / pétrissage dans le bol. Ajouter tous les ingrédients secs, puis les humides. Réglez à la vitesse 5 pendant 30 secondes.
Rouler la pâte en boules et enfourner 15 minutes jusqu'à ce qu'elle soit légèrement dorée.

## BLOCS DE GLACE BANANE

TEMPS DE PRÉPARATION 2 minutes
TEMPS DE CUISSON 4 heures
TEMPS TOTAL 4 heures 2 minutes

## INGRÉDIENTS

3 bananes coupées en morceaux et congelées
2 cuillères à soupe de beurre de cacahuète
1 cuillère à soupe de cacao en poudre
1 cuillère à soupe de lait de coco
¼ cuillère à café de cannelle
½ cuillère à café d'essence de vanille

## INSTRUCTIONS

Ajouter l'ultrablade dans le bol et ajouter tous les ingrédients.
Réglez à la vitesse 10 pendant 30 secondes.
Vérifiez la consistance et raclez l'intérieur du bol avec une
spatule.
Réglez à la vitesse 10 pendant 30 secondes supplémentaires.
Vérifiez la consistance - s'il est trop épais, ajoutez un peu de lait
supplémentaire. Il est maintenant temps de goûter et d'ajuster la
saveur si vous le souhaitez.
Versez la crème glacée dans des moules et congelez pendant au
moins 4 heures (une nuit est préférable).
Fouettez vos blocs de crème glacée par une chaude journée et
profitez-en!

## MUFFINS AUX BLEUETS ET PISTACHES

TEMPS DE PRÉPARATION 10 minutes
TEMPS DE CUISSON 30 minutes
TEMPS TOTAL 40 min

## INGRÉDIENTS

200g de farine autolevante
50g de pistaches
80g de sucre roux
250 ml de lait de coco
1 substitut d'œuf
25 g de beurre sans produits laitiers
1 cuillère à café de cannelle, moulue
1 Pincée de sel
180g de myrtilles fraîches

## INSTRUCTIONS

Préchauffer le four à 180°C. Tapisser un moule à muffins de moules à galettes.
Ajouter la lame de pétrissage/écrasement dans le bol puis ajouter la farine, les pistaches, le sucre, le lait de coco, le substitut d'œuf, le beurre, la cannelle et le sel.
Lancez le programme Pâtisserie pendant 3 minutes.
À la fin du programme, ajoutez les myrtilles dans le bol et mélangez à vitesse 6 pendant 50 secondes.
Versez la pâte dans les moules à cake et enfournez 25 minutes.

## REMARQUES
Recette adaptée du livre de cuisine Cuisine Compagnon

## TRANCHE CHOCOLAT NOIX DE COCO

TEMPS DE PRÉPARATION 10 minutes

TEMPS DE CUISSON 20 minutes
TEMPS TOTAL 30 minutes
Portions : 8

## INGRÉDIENTS

### Base
1 tasse de farine ordinaire
1 tasse de noix de coco râpée
½ tasse de sucre de coco
1 cuillère à soupe de cacao non sucré
185 g de beurre sans produits laitiers, fondu
½ cuillère à café d'extrait de vanille
Vaporisateur d'huile de coco

### glaçage
½ tasse de sucre glace, tamisé
2 cuillères à soupe de cacao non sucré
¼ extrait de vanille
2 cuillères à soupe d'eau
Saupoudrer de noix de coco râpée

## INSTRUCTIONS

### Base
Préchauffer le four à 200°C et graisser un moule carré avec un
spray d'huile de coco.
Insérez la lame de pétrissage dans le bol, ajoutez le reste des
ingrédients et réglez sur la vitesse 5 pendant 20 secondes.
Verser le mélange dans le moule beurré et égaliser avec le dos
d'une cuillère.
Enfournez 20 minutes puis laissez refroidir.

### glaçage
Mélanger le sucre glace, le cacao et l'extrait de vanille

ensemble. Ajouter lentement l'eau en mélangeant jusqu'à ce que le glaçage tienne bien et ne coule pas.
Glacer la base refroidie et garnir de pépites ou de noix de coco desséchée. Réfrigérer 30 minutes avant de couper en carrés.

## PUDDING AUTO-SAUCE AU CHOCOLAT ET FRAMBOISE

TEMPS DE PRÉPARATION 10 minutes
TEMPS DE CUISSON 45 min
TEMPS TOTAL 55 min
Portions : 4-6

### INGRÉDIENTS

60 g de beurre sans produits laitiers
½ tasse de cassonade
2 CS de confiture de framboise
1 tasse de farine autolevante, tamisée
⅓ tasse de cacao, tamisé
1 Pincée de sel
¾ tasse de lait sans produits laitiers
Sauce au pudding
3 cuillères à soupe de cacao
½ tasse de cassonade
1½ tasse d'eau bouillante

### INSTRUCTIONS

Préchauffer le four à 180°C, graisser un plat allant au four et

tapisser une plaque de papier cuisson.
Insérez la lame de pétrissage dans le bol. Ajouter le beurre sans produits laitiers et le sucre et régler le programme Pâte P1 sur 2 minutes.
Racler les parois du bol avec une spatule et ajouter la confiture. Réglez à la vitesse 5 pendant 30 secondes.
Racler les parois du bol avec une spatule puis ajouter la farine, le cacao et le sel. Réglez à la vitesse 5 pendant 30 secondes, en ajoutant lentement le lait. Racler les parois du bol avec une spatule et mélanger encore 30 secondes. Verser le mélange uniformément dans le plat allant au four.

Sauce au pudding

Saupoudrer uniformément la cassonade et le cacao sur le dessus du pudding. Couvrir le pudding d'eau bouillante, en utilisant le dos d'une cuillère pour étaler l'eau sur le dessus.
Cuire au four 45 minutes. La sauce peut bouillonner sur les côtés du plat allant au four.
Pour servir, saupoudrez de cacao ou de sucre glace et de crème glacée sans produits laitiers.

REMARQUES
Adapté de la cuisine végétarienne de Suzy Spoon


# MINI MUFFINS NOIX DE COCO ET CHOCOLAT


TEMPS DE PRÉPARATION 5 minutes
TEMPS DE CUISSON 30 minutes

TEMPS TOTAL 35 min
Portions : 24

INGRÉDIENTS

1 tasse de farine autolevante
1 cuillère à soupe de cacao non sucré
⅔ tasse de noix de coco desséchée
½ tasse) de sucre
270 ml de lait de coco, secoué
pépites de chocolat noir

INSTRUCTIONS

Préchauffer le four à 180°C et tapisser un moule à cupcakes de 24 trous de doublures.
Insérez la lame de pétrissage/écrasement puis ajoutez tous les ingrédients secs dans le bol. Versez le lait de coco par dessus.
Mélanger à vitesse 9 pendant 10 secondes. Racler les parois du bol avec une spatule.
Verser la pâte dans les moules et garnir de quelques pépites de chocolat.
Enfournez 30 minutes et laissez refroidir sur une grille.

REMARQUES
Adapté de Thermo-Struck de Kim McCosker

**Super pain doré**

(Temps de préparation: 5-10 minutes \ Temps de cuisson: 10 minutes | Pour: 4 personnes)

Ingrédients
6 tranches de pain, coupées en lanières 4 œufs entiers ¼ cuillère à café d'extrait de vanille ½ tasse de lait ¼ tasse de sucre, granulé Aérosol de cuisson, au besoin

instructions
Ajouter les œufs et le lait dans un bol Battre les œufs Ajouter la vanille, la cannelle et le sucre dans un autre bol Incorporer le mélange Préchauffer la grille Ninja Foodi Smart XL en appuyant sur l'option «AIR CRISP» et en la réglant à 200°C Régler la minuterie à 10 minutes Transférer le pain sur le plat. Cuire 3 à 5 minutes de chaque côté Servir et savourer!

Valeurs nutritionnelles (par portion) Calories: 183 Lipides: (6 g) Lipides saturés : (2 g) Glucides : (24 g) Fibres : (3 g) Sodium : (269 mg) Protéines : (9 g)


**Chocolat Guimauve Banane**


(Temps de préparation: 10 minutes \ Temps de cuisson: 5 minutes | Pour: 4 personnes)

Ingrédients
1 tasse de mini guimauves 2 bananes, pelées 1 tasse de pépites de chocolat

Instructions
Préchauffez votre grille Ninja Foodi Smart XL en appuyant sur le mode «GRILL» Réglez la minuterie sur 5 minutes Placez la banane sur du papier aluminium et coupez-la dans le sens de la longueur Ajoutez des pépites de chocolat et des guimauves dans les bananes Transférez les bananes dans votre grille Ninja foodi Servez et dégustez!

Valeurs nutritionnelles (par portion) Calories: 137 Lipides: (1 g)  Lipides saturés : (0,6 g) Glucides : (33,3 g) Fibres : (3,3 g) Sodium : (164 mg) Protéines : (1,6 g)

## Chips de banane au curcuma

(Temps de préparation: 5-10 minutes \ Temps de cuisson: 15 minutes | Pour: 4 personnes)

Ingrédients
3-4 bananes crues ½ cuillère à café de chaat Masala 1 cuillère à café d'huile d'olive ½ cuillère à café de curcuma en poudre 1 cuillère à café de sel

instructions
Préchauffez votre grille Ninja Foodi Smart XL en appuyant sur le mode «AIR CRISP» à une température de 180 °C Réglez la minuterie sur 15 minutes Épluchez la peau des bananes et gardez-les de côté Ajoutez du sel, du curcuma, de l'eau et de la poudre dans un bol Faites tremper les tranches de banane pendant 10 minutes Égouttez les chips et séchez-les Ajoutez un peu d'huile sur le dessus Faites-les griller pendant 15 minutes

Servez et dégustez!

Valeurs nutritionnelles (par portion) Calories:
305 Lipides: (14 g) Lipides saturés : (3 g) Glucides : (30 g)
Fibres : (3 g) Sodium : (164 mg) Protéines : (4 g)


## Carottes au miel italiennes

(Temps de préparation: 10 minutes \ Temps de cuisson: 10
minutes | Pour: 4 personnes)

### Ingrédients

6 carottes, coupées dans le sens de la longueur 2 cuillères à
soupe de beurre fondu 1 cuillère à soupe de miel 1 cuillère à
soupe de romarin haché 1 cuillère à soupe de persil haché 1
cuillère à café de sel

### instructions

Préchauffez votre Ninja Foodi Smart XL Grill à MAX Réglez la
minuterie sur 10 minutes Laissez-le préchauffer jusqu'à ce que
vous entendiez un bip Disposer les carottes sur la grille du gril
Répartir le reste des ingrédients et arroser de miel Fermer le
couvercle et cuire pendant 5 minutes Retourner et cuire pendant
5 minutes minutes de plus Servez et savourez!

Valeurs nutritionnelles (par portion) Calories:
80 Lipides: (4 g ) Lipides saturés : (1 g) Glucides : (10 g)
Fibres : (3 g) Sodium : (186 mg) Protéines : (0,5 g)

## Muffins granola

(Temps de préparation: 10 minutes \ Temps de cuisson: 15-20 minutes | Pour: 4 personnes)

Ingrédients
85 g de granola nature ¼ tasse de lait de coco 1 poignée de thym, coupé en dés 1 cuillère à soupe de coriandre 3 poignée de légumes, cuits Sel et poivre, au goût

instructions
Préchauffez votre grille Ninja Foodi Smart XL en appuyant sur le mode «AIR CRISP» à 180 °C Réglez la minuterie sur 20 minutes Ajoutez les légumes cuits dans un bol à mélanger Prenez un mélangeur à immersion et faites une texture semblable à de la chapelure Ajoutez du lait de coco au granola Puis ajoutez les légumes et mélangez-les bien. Préparez un muffin / une boule à partir du mélange. Faites cuire pendant 20 minutes. Servez et dégustez!

Valeurs nutritionnelles (par portion) Calories: 140 Lipides : (10 g) Lipides saturés : (2 g) Glucides : (14 g) Fibres : (2 g) Sodium : (699 mg) Protéines : (2 g)

## Cupcakes au chocolat allemand

Durée : 1h30
Portions : 18
**Ingrédients:**
Petits gâteaux :

1 tasse de beurre, ramolli
2/3 tasse de sucre blanc
¼ tasse de sucre brun clair
2 oeufs
1 cuillère à café d'extrait de vanille
1 tasse de babeurre
½ tasse de crème sure
1 3/4 tasses de farine tout usage
1 tasse de cacao en poudre
¼ cuillère à café de sel
1 ½ cuillères à café de levure chimique
½ cuillère à café de bicarbonate de soude
**Glaçage:**
1 tasse de beurre, ramolli
1 tasse de lait évaporé
1 tasse de sucre brun clair
2 tasses de noix de coco râpée
1 tasse d'amandes effilées
½ tasse de pacanes, hachées
**Instructions:**
1. Pour les cupcakes, mélanger le beurre, les sucres et la vanille dans un bol jusqu'à ce qu'il soit duveteux et pâle.
2. Ajouter les œufs, un par un, et bien mélanger puis incorporer le babeurre et crème sure. 3. Incorporer la farine, la poudre de cacao, le sel et la levure.
4. Verser la pâte dans un moule à muffins tapissé de papiers à muffins.
5. Cuire au four préchauffé à 350F pendant 20 minutes.
6. Pour le glaçage, mélanger le beurre, le sucre et le lait évaporé dans un bol jusqu'à consistance crémeuse et mousseuse.
7. Ajouter la noix de coco, les amandes et les pacanes et bien mélanger.
8. Versez le glaçage sur chaque cupcake et servez-les frais.

**Information nutritionnelle par portion**

Calories : 415
Matières grasses : 30,4 g
Protéines : 6,1 g
Glucides : 34,4 g

## Cupcakes au chocolat avec glaçage au beurre de cacahuète

Durée : 1h30
Portions : 16
**Ingrédients:**
Petits gâteaux :
½ tasse de beurre, ramolli
1 tasse de sucre blanc
3 oeufs
1 cuillère à café d'extrait de vanille
½ tasse de crème sure
1 tasse de babeurre
1 ½ tasse de farine tout usage
½ tasse de cacao en poudre
¼ cuillère à café de sel
1 ½ cuillères à café de levure chimique
**Glaçage:**
1 tasse de beurre d'arachide lisse
1 tasse de sucre en poudre
½ tasse de beurre, ramolli
1 cuillère à café d'extrait de vanille
2 cuillères à soupe de crème épaisse
**Instructions:**
1. Pour les cupcakes, mélanger le beurre et le sucre dans un bol jusqu'à consistance crémeuse et pâle.

2. Ajouter les œufs et bien mélanger puis incorporer la vanille, la crème sure et babeurre.
3. Incorporer la farine, la poudre de cacao, le sel et la levure chimique puis cuillère la pâte dans un moule à muffins tapissé de papiers à muffins.
4. Cuire les muffins dans le four préchauffé à 350F pendant 20 minutes. 5. Laissez les cupcakes refroidir.
6. Pour le glaçage, mélanger le beurre de cacahuète, le beurre et le sucre dans un bol jusqu'à ce qu'il soit duveteux et pâle.
7. Ajouter la vanille et la crème et continuer à fouetter pendant 5 minutes jusqu'à ce que moelleux et aéré.
8. Décorez les cupcakes avec le glaçage au beurre de cacahuète.
9. Servez les cupcakes frais.

**Information nutritionnelle par portion**
Calories : 363
Matières grasses : 23,3 g
Protéines : 7,7 g
Glucides : 35,0 g


Cupcakes glacés à l'orange


Durée : 1h30
Portions : 12
**Ingrédients:**
Petits gâteaux :
½ tasse de beurre, ramolli
¼ tasse de mélasse
1 tasse de sucre brun clair
1 tasse de crème sure
1 cuillère à soupe de zeste d'orange

1 cuillère à café de gingembre râpé
2 oeufs
2 tasses de farine tout usage
¼ cuillère à café de sel
1 cuillère à café de bicarbonate de soude
½ cuillère à café de levure chimique
1 cuillère à café de cannelle en poudre
½ cuillère à café de gingembre moulu
½ cuillère à café de clous de girofle moulus
¼ tasse de gingembre confit, haché
Glaçage:
1 cuillère à café d'extrait de vanille
1 cuillère à soupe de jus d'orange
1 tasse de sucre en poudre

**Instructions:**
1. Pour les cupcakes, mélanger le beurre, la mélasse et le sucre dans un bol jusqu'à ce que crémeux et pâle.
2. Ajouter la crème sure, le zeste d'orange, le gingembre et les œufs et bien mélanger.
3. Incorporer la farine, le sel, le bicarbonate de soude, la levure chimique, la cannelle, le gingembre et clous de girofle.
4. Incorporer le gingembre et mélanger avec une spatule.
5. Verser la pâte dans un moule à muffins tapissé de papiers à muffins. 6. Cuire au four préchauffé à 350F pendant 20 minutes ou jusqu'à ce qu'il soit bien levé et parfumé. 7. Laissez-les refroidir dans la poêle.
8. Pour le glaçage, mélanger tous les ingrédients dans un bol.
9. Versez le glaçage sur les cupcakes et servez-les frais.

**Information nutritionnelle par portion**
Calories : 304
Matières grasses : 12,7 g
Protéines : 3,8 g
Glucides : 44,6g

# Muffins au beurre noisette et aux bananes

Durée : 1 heure
Portions : 12
**Ingrédients:**
½ tasse de beurre
¾ tasse de sucre brun clair
4 bananes, en purée
1/2 tasse de lait
2 oeufs
1 tasse de noix moulues
1 tasse de farine tout usage
½ cuillère à café de bicarbonate de soude
¼ cuillère à café de sel
½ cuillère à café de levure chimique
**Instructions:**
1. Placer le beurre dans une casserole et placer à feu moyen. Cuisiner le beurre jusqu'à ce qu'il commence à devenir doré, légèrement caramélisé.
2. Mélangez le beurre, le sucre, le lait et les œufs dans un bol.
3. Incorporer les noix, la farine, le bicarbonate de soude, le sel et la poudre à pâte.
4. Versez la pâte dans un moule à muffins tapissé de papiers à muffins spéciaux et cuire au four préchauffé à 350F pendant 20 minutes ou jusqu'à ce qu'il soit bien levé et brun doré.
5. Servir les muffins frais.

**Information nutritionnelle par portion**
Calories : 255
Matières grasses : 15,0 g
Protéines : 5,4 g

Glucides : 27,5g

## Muffins au lait de poule et aux canneberges

Durée : 1 heure
Portions : 12
**Ingrédients:**
1 tasse de canneberges séchées
½ tasse de lait de poule
2 tasses de farine tout usage
2 cuillères à café de levure
¼ cuillère à café de sel
¾ tasse de sucre brun clair
½ tasse de beurre, ramolli
1 tasse de lait de poule
2 oeufs
1 cuillère à café d'extrait de vanille
**Instructions:**
1. Mélanger les canneberges et le lait de poule dans un bol et mettre de côté pour s'imprégner.
2. Mélanger le beurre, le sucre, le lait de poule, les œufs et la vanille dans un bol jusqu'à ce que crémeux.
3. Incorporer la farine et bien mélanger puis ajouter les canneberges.
4. Verser la pâte dans un moule à muffins tapissé de papiers à muffins.
5. Cuire au four préchauffé à 350F pendant 20 minutes ou jusqu'à ce qu'il soit bien levé et brun doré.
6. Servir les muffins frais.

**Information nutritionnelle par portion**

Calories : 238
Matières grasses: 11,0 g
Protéines : 4.4g
Glucides : 30,4 g

## Muffins végétaliens aux bleuets

Durée : 1 heure
Portions : 12
**Ingrédients:**
2 tasses de farine tout usage
2 cuillères à café de levure
¼ cuillère à café de sel
¾ tasse de sucre brun clair
2 cuillères à soupe de graines de lin moulues
½ tasse d'huile de canola
1 tasse de lait d'amande
½ tasse de yaourt de soja
1 cuillère à café d'extrait de vanille
1 tasse de bleuets
**Instructions:**
1. Mélangez la farine, la levure chimique, le sel et le sucre dans un bol.
2. Incorporer les graines de lin puis ajouter l'huile de canola, le lait d'amande, le yogourt de soja et vanille.
3. Incorporer les myrtilles puis verser la pâte dans un moule à muffins chemisé avec des papiers muffins.
4. Cuire au four préchauffé à 350F pendant 20 minutes ou jusqu'à ce qu'ils passent le test du cure-dent. 5. Servir les muffins frais.

**Information nutritionnelle par portion**
Calories : 259
Matières grasses : 14,7 g
Protéines : 3,3 g
Glucides : 29,4 g

## Muffins au quinoa et aux canneberges

Durée : 1 heure
Portions : 12
**Ingrédients:**
1 tasse de farine de blé entier
½ tasse de farine de quinoa
¼ tasse de farine tout usage
¼ cuillère à café de sel
2 cuillères à café de levure
2 cuillères à soupe de graines de tournesol
1 tasse de yaourt nature
¼ tasse de beurre, fondu
2 oeufs
¼ tasse de sucre blanc
1 tasse de canneberges
**Instructions:**
1. Mélangez les farines, le sel, la levure chimique, les graines de tournesol dans un bol. 2. Ajoutez le yaourt, les œufs, le sucre et le beurre et mélangez rapidement.
3. Incorporer les canneberges puis verser la pâte dans un moule à muffins chemisé avec des papiers à muffins.
4. Cuire au four préchauffé à 350F pendant 15-20 minutes ou jusqu'à ce que bien levé et doré.
5. Laisser refroidir avant de servir.

**Information nutritionnelle par portion**
Calories : 149
Matières grasses : 5.7g
Protéines : 5,2 g
Glucides : 18,1g


Muffins à l'orange et aux pacanes


Temps : 1 ¼ heures
Portions : 12
**Ingrédients:**
1 ¾ tasse de farine tout usage
¼ cuillère à café de sel
1 ½ cuillères à café de levure chimique
½ tasse de sucre blanc
¼ cuillère à café de cannelle
2 oeufs
6 cuillères à soupe de beurre fondu
½ tasse de lait
¼ tasse de jus d'orange frais
1 cuillère à soupe de zeste d'orange
1 tasse de pacanes, hachées
½ tasse de canneberges séchées
**Instructions:**
1. Mélangez la farine, le sel, la levure chimique, le sucre et la cannelle dans un bol.
2. Ajouter les œufs, le beurre, le lait, le jus d'orange et le zeste d'orange et donner un mélange rapide.
3. Incorporer les pacanes et les canneberges puis verser la pâte dans un muffin tapissé de papiers à muffins.

4. Cuire les muffins au four préchauffé à 350F pendant 20
minutes ou jusqu'à ce qu'il soit bien levé et doré.
5. Laisser refroidir avant de servir.

**Information nutritionnelle par portion**
Calories : 178
Matières grasses : 7,7 g
Protéines : 3,4 g
Glucides : 24,4 g

Muffins parfumés aux bananes et aux dattes

Temps : 1 ¼ heures
Portions : 12
**Ingrédients:**
½ tasse de beurre, fondu
2 oeufs
4 bananes, en purée
½ tasse de sucre brun clair
1 ½ tasse de farine tout usage
2 cuillères à café de levure
¼ cuillère à café de sel
1 tasse de dattes, dénoyautées et hachées
**Instructions:**
1. Mélangez le beurre, les œufs, les bananes et le sucre dans un
bol.
2. Ajouter la farine, la levure et le sel et mélanger rapidement.
3. Incorporez les dattes puis versez la pâte dans un moule à
muffins tapissé de papiers à muffins.
4. Cuire au four préchauffé à 350F pendant 20 minutes ou
jusqu'à ce qu'il soit bien levé et brun doré.

5. Laisser refroidir avant de servir.

**Information nutritionnelle par portion**
Calories : 236
Matières grasses : 8,7 g
Protéines : 3,4 g
Glucides : 38,4 g

Muffins moelleux aux bananes

Durée : 1 heure
Portions : 12
**Ingrédients:**
3 bananes en purée
2/3 tasse de sucre blanc
1 cuillère à café d'extrait de vanille
2 oeufs
½ tasse de crème sure
½ tasse d'huile de noix de coco, fondue
2 tasses de farine tout usage
¼ cuillère à café de sel
2 cuillères à café de levure
**Instructions:**
1. Mélangez les bananes, le sucre, la vanille, les œufs, la crème sure et l'huile de coco dans un bol.
2. Ajouter la farine, le sel et la levure et mélanger rapidement.
3. Verser la pâte dans un moule à muffins tapissé de papiers à muffins.

4. Cuire au four préchauffé à 350F pendant 20 minutes ou jusqu'à ce que les muffins passent le test du cure-dent.
5. Servir les muffins frais.

**Information nutritionnelle par portion**
Calories : 255
Matières grasses : 12,1 g
Protéines : 3,7 g
Glucides : 34,6g

Muffins aux myrtilles

Durée : 1 heure
Portions : 12
**Ingrédients:**
2 oeufs
¾ tasse de sucre blanc
1 cuillère à café d'extrait de vanille
½ tasse d'huile de canola
2/3 tasse de crème sure
1 ½ tasse de farine tout usage
¼ tasse de fécule de maïs
¼ cuillère à café de sel
1 ½ cuillères à café de levure chimique
1 tasse de bleuets
**Instructions:**
1. Mélanger les œufs et le sucre dans un bol jusqu'à ce qu'ils doublent de volume. Incorporer la vanille et l'huile et bien

mélanger puis ajouter la crème sure et lui donner un bon mélange.
2. Incorporer la farine, la fécule de maïs, le sel et la levure puis incorporer les myrtilles. 3. Verser la pâte dans un moule à muffins tapissé de papiers à muffins.
4. Cuire au four préchauffé à 350F pendant 20 minutes ou jusqu'à ce qu'ils passent le test du cure-dent.
5. Servir les muffins frais.

**Information nutritionnelle par portion**
Calories : 241
Matières grasses : 12,7 g
Protéines : 3,0 g
Glucides : 29,6 g

Muffins aux courgettes à l'épeautre

Temps : 1 ¼ heures
Portions : 12
**Ingrédients:**
1 tasse de farine d'épeautre
1 tasse de farine de blé entier
¼ cuillère à café de sel
1 cuillère à café de bicarbonate de soude
1 oeuf
½ tasse de yaourt nature
¼ tasse de sirop d'érable
¼ tasse d'huile de noix de coco, fondue
1 cuillère à café d'extrait de vanille
1 tasse de courgettes râpées

2 cuillères à soupe de graines de chia

**Instructions:**

1. Mélangez la farine d'épeautre, la farine de blé, le sel et le bicarbonate de soude dans un bol. 2. Ajoutez le reste des ingrédients et mélangez rapidement.

3. Versez la pâte dans un moule à muffins tapissé de papiers à muffins et enfournez le four préchauffé à 350F pendant 20-25 minutes ou jusqu'à ce qu'un cure-dent inséré au centre en ressort propre. 4. Laisser refroidir avant de servir.

**Information nutritionnelle par portion**

Calories : 169

Matières grasses : 6,9 g

Protéines : 4,7 g

Glucides : 22,5 g

## Muffins au cidre de pomme glacés au citron

Durée : 1 heure

Portions : 12

**Ingrédients:**

½ tasse d'huile de noix de coco

½ tasse de sucre brun clair

1 cuillère à café d'extrait de vanille

2 oeufs

½ tasse de cidre de pomme

2 tasses de farine tout usage

1 cuillère à café de levure chimique

½ cuillère à café de bicarbonate de soude

¼ cuillère à café de sel
½ cuillère à café de cannelle en poudre
2 pommes rouges, épépinées et coupées en dés
1 tasse de sucre en poudre
1 cuillère à soupe de jus de citron

**Instructions:**

1. Mélangez l'huile de coco et le sucre dans un bol pendant 2 minutes. Ajouter les œufs et la vanille et bien mélanger.
2. Incorporer le cidre de pomme puis incorporer la farine, la levure chimique, la levure soda, sel et cannelle et mélanger avec une spatule.
3. Incorporez les pommes puis versez la pâte dans un moule à muffins tapissé de papiers à muffins.
4. Cuire au four préchauffé à 350F pendant 20-25 minutes ou jusqu'à ce qu'il soit brun doré. 5. Pour le glaçage, mélangez le jus de citron et le sucre dans un bol.
6. Verser le mélange sur les muffins et servir frais.

**Information nutritionnelle par portion**
Calories : 249
Matières grasses : 10,1 g
Protéines : 3,2 g
Glucides : 37,5g

## Muffins aux courgettes épicées

Temps : 1 ¼ heures
Portions : 12
**Ingrédients:**

1 tasse de courgettes râpées
1 pomme, épépinée et râpée
½ tasse de beurre d'amande, ramolli
¼ tasse de miel
2 oeufs
1 cuillère à café d'extrait de vanille
1 ½ tasse de farine tout usage
½ cuillère à café de cannelle
½ cuillère à café de gingembre moulu
½ cuillère à café de cardamome moulue
¼ cuillère à café de sel
1 ½ cuillères à café de levure chimique

**Instructions:**

1. Mélanger les courgettes, les pommes, le beurre d'amande, le miel, les œufs et la vanille dans un bol.
2. Incorporer la farine, la cannelle, le gingembre, la cardamome, le sel et la cuisson
3. Versez la pâte dans un moule à muffins tapissé de papiers à muffins et enfournez le four préchauffé à 350F pendant 15-20 minutes ou jusqu'à ce qu'ils passent l'essai de cure-dents.
4. Laisser refroidir avant de servir.

**Information nutritionnelle par portion**
Calories : 167
Matières grasses : 6,8 g
Protéines : 4.9g
Glucides : 22,6 g

# Muffins à l'avoine et aux canneberges

Durée : 1 heure
Portions : 12
**Ingrédients:**
2 bananes, en purée
2 oeufs
¼ tasse de lait
¼ tasse d'huile d'olive
¼ tasse de sucre brun clair
1 cuillère à café d'extrait de vanille
1 tasse de farine tout usage
2 cuillères à soupe de graines de lin moulues
1 tasse de flocons d'avoine
2 cuillères à café de levure
¼ cuillère à café de sel
1 tasse de canneberges fraîches
¼ tasse d'écorces d'orange confites, coupées en dés
**Instructions:**
1. Mélangez les bananes, les œufs, le lait, l'huile d'olive, le sucre et la vanille dans un bol. 2. Incorporer la farine, les graines de lin, l'avoine, la levure chimique et le sel puis ajouter le canneberges et zeste d'orange.
3. Verser la pâte dans un moule à muffins tapissé de papiers à muffins.
4. Cuire au four préchauffé à 350F pendant 20 minutes ou jusqu'à ce que ce soit parfumé et bien ressuscité.
5. Laisser refroidir dans le moule avant de servir.

**Information nutritionnelle par portion**
Calories : 157
Matières grasses : 6,0 g
Protéines : 3,5 g
Glucides : 22,4 g

# Muffins à la citrouille et à l'arrosage

Temps : 1 ¼ heures

Portions : 14

**Ingrédients:**

Muffins:

2 tasses de farine tout usage

½ tasse de farine d'avoine

1 tasse de sucre blanc

1 cuillère à café de bicarbonate de soude

1 cuillère à café de levure chimique

¼ cuillère à café de sel

1 cuillère à café d'épices pour tarte à la citrouille

1 ¼ tasse de purée de citrouille

2 oeufs

¼ tasse d'huile de canola

2 pommes, pelées et coupées en dés

Arrosage:

½ tasse de farine tout usage

1 pincée de sel

2 cuillères à soupe de sucre brun foncé

¼ tasse de flocons d'avoine

¼ tasse de beurre

**Instructions:**

1. Pour les muffins, mélanger les farines, le sucre, le bicarbonate de soude, la levure chimique, sel et épices dans un bol.

2. Ajouter la purée de citrouille, les œufs, l'huile de canola et les pommes et mélange rapide. 3. Verser la pâte dans un moule à muffins tapissé de papiers à muffins.

4. Cuire au four préchauffé à 350F pendant 20 minutes ou jusqu'à ce que ce soit parfumé et bien ressuscité. 5. Laisser refroidir avant de servir.

**Information nutritionnelle par portion**
Calories : 252
Matières grasses : 8.5g
Protéines : 4.1g
Glucides : 41,5 g

## Pomme Cannelle Sans Grain

Temps : 1 ¼ heures
Portions : 12
**Ingrédients:**
1 ½ tasse de farine d'amande
½ tasse de farine de tapioca
1 cuillère à café de cannelle en poudre
½ cuillère à café de bicarbonate de soude
½ cuillère à café de levure chimique
¼ cuillère à café de sel
3 oeufs
½ tasse de lait de coco
¼ tasse d'huile de noix de coco, fondue
¼ tasse de miel
1 cuillère à café de jus de citron
1 cuillère à café d'extrait de vanille
2 pommes rouges, épépinées et coupées en dés

**Instructions:**
1. Mélanger les farines, la cannelle, le bicarbonate de soude, la levure chimique et le sel dans un bol. 2. Ajouter les œufs et le reste des ingrédients et bien mélanger.
3. Versez la pâte dans un moule à muffins tapissé de papiers à muffins puis cuire au four préchauffé à 350F pendant 20 minutes ou jusqu'à ce qu'il soit doré brun et bien levé. 4. Servir les muffins frais.

**Information nutritionnelle par portion**
Calories : 163
Matières grasses : 9.8g
Protéines : 2,5 g
Glucides : 18,5 g

## Muffins au beurre noisette et pépites de chocolat

Temps : 1 ¼ heures
Portions : 14
**Ingrédients:**
½ tasse de beurre noisette
2 oeufs
¾ tasse de lait
¾ tasse de sucre blanc
1 ½ tasse de farine tout usage
1 ½ cuillères à café de levure chimique
¼ cuillère à café de sel
½ tasse de pépites de chocolat noir
**Instructions:**

1. Mélanger le beurre noisette et le sucre dans un bol jusqu'à consistance crémeuse. Ajouter les œufs et le lait et bien mélanger puis incorporer la farine, la poudre à pâte et le sel.
2. Verser la pâte dans un moule à muffins tapissé de papiers à muffins.
3. Garnir de pépites de chocolat et cuire au four préchauffé à 350F pendant 20 minutes ou jusqu'à ce qu'ils soient bien levés et dorés.
4. Une fois terminé, laissez refroidir dans le moule avant de servir.

**Information nutritionnelle par portion**
Calories : 267
Matières grasses : 10,6 g
Protéines : 7,4 g
Glucides : 36,4 g

## *Friandises crémeuses nutritives*

*Ingrédients*

(g) Œufs – 2

(h) Mozzarella – 1 tasse

(i) Fromage à la crème - 2 cuillères à soupe

(j) Farine d'amande - 2 cuillères à soupe

(k) Poudre à pâte – ¾ cuillères à soupe

(l) Eau (facultatif) - 2 cuillères à soupe

Méthode de préparation

Préchauffer le gaufrier

Mettez les ingrédients énumérés dans un bol et mélangez

Graisser légèrement le gaufrier et y faire cuire le mélange jusqu'à ce qu'il soit croustillant

Prend 5 min pour préparer, 4 min pour cuisiner et servir 2 – servi chaud

# Chaffles croustillantes au Jalapeno

## Ingrédients

(d) Œufs – 2

(e) Fromage cheddar – 1 ½ tasse

(f) Piment Jalapeno – 16 tranches

Méthode de préparation

Préchauffer le gaufrier

Mélanger les œufs et ¾ tasses de fromage cheddar dans un bol

Râper le fromage cheddar sur une assiette à gaufres

Verser le mélange sur la plaque

Ajouter le fromage sur le mélange

Garnir de 4 tranches de Jalapeno et cuire jusqu'à ce qu'elles soient croustillantes

Prend 4 min à préparer, 4 min à cuire et sert 2

# *Frites de courgettes*

## *Ingrédients*

(g) Courgettes râpées – 1

(h) Œufs – 1

(i) Mozzarella râpée - ½ tasse

(j) Parmesan – 1 cuillère à soupe

(k) Poivre (au choix)

(l) Basilic - 1 cuillère à café

Méthode de préparation

Préchauffer le gaufrier

Ajouter tous les ingrédients dans un bol puis bien mélanger

Graisser le gaufrier et verser le mélange dans le moule à gaufres

Cuire jusqu'à ce qu'il soit croustillant

Prend 10 min à préparer et sert 2 – servir chaud

# *Des paillettes simples et croustillantes*

## *Ingrédients*

(f) Fromage cheddar (râpé) – 1/3 tasse

(g) Œufs – 1

(h) Poudre à pâte - ¼ cuillère à café

(i) Graines de lin (moulues) - 1 cuillère à café

(j) Fromage parmesan (râpé) – 1/3 tasse

Méthode de préparation

Mélanger tous les ingrédients sauf le parmesan dans un bol

Râpez la moitié du parmesan sur un gaufrier pour graisser la plaque

Verser le mélange et garnir du reste de parmesan râpé

Cuire jusqu'à ce qu'il soit croustillant

Prend 5 minutes à préparer et sert 2

# *Friandises aux morsures de bacon*

## *Ingrédients*

(c) Bouchées au bacon (au choix)

(d) Fromage cheddar – 1 ½ tasse

Méthode de préparation

Préchauffer le gaufrier

Mélanger tous les ingrédients dans un bol

Graisser légèrement le gaufrier

Verser le mélange et cuire jusqu'à ce qu'il soit croustillant

Prend 5 min pour préparer, 5 min pour cuire et sert 2 – servir chaud

# Paillettes d'aubergines

## Ingrédients

(d) Aubergine – 1 moyenne

(e) Œufs – 1

(f) Fromage cheddar – 1 ½ tasse

## Méthode de préparation

Faire bouillir les aubergines 15 min puis mixer

Préchauffer le gaufrier

Mélanger les ingrédients énumérés dans un bol

Graisser le gaufrier, verser le mélange et cuire jusqu'à ce qu'il soit croustillant

Prend 10 min à préparer et sert 2 – servir chaud


# Frites au bacon et au fromage

## Ingrédients

(e) Fromage suisse (râpé) – ½ tasse

(f) Jalapenos (coupés en dés) – 1

(g) Morceaux de bacon – 2

(h) Œufs – 1

## Méthode de préparation

Préchauffer le gaufrier et graisser

Faire revenir les morceaux de bacon dans une poêle

Ajouter le fromage râpé, l'œuf et les jalapenos et mélanger

Cuire jusqu'à ce qu'il soit croustillant

Prend 10 min pour préparer et servir 2

# *Chaffles croquantes au bacon*

### *Ingrédients*

(g) Cheddar – 1/3 tasse

(h) Œufs – 1

(i) Graines de lin (moulues) - 1 cuillère à café

(j) Poudre à pâte - ¼ cuillère à café

(k) Morceau de bacon – 2 cuillères à soupe

(l) Parmesan – 1/3 tasse

Méthode de préparation

Cuire le bacon à la poêle

Ajouter l'œuf, le fromage cheddar, les graines de lin et la levure puis mélanger

Râpez une partie du parmesan dans un gaufrier et une plaque à graisse

Verser le mélange et garnir du reste de parmesan

Cuire jusqu'à ce qu'il soit croustillant

Prend 5 minutes à préparer et sert 2

# *Friandises croustillantes aux cornichons*

*Ingrédients*

(f) Mozzarella – ½ tasse

(g) Œufs – 1

(h) Chapelure de porc Panko – ½ tasse

(i) Jus de cornichon - 1 cuillère à soupe

(j) Tranches de cornichon - ???

Méthode de préparation

Préchauffer le gaufrier

Mélanger les ingrédients ensemble et verser une fine couche sur le gaufrier

Ajouter les tranches de cornichon égouttées

Garnir du reste du mélange et cuire jusqu'à ce qu'il soit croustillant

Prend 5 min à préparer, 5 min à cuire et sert 2 – servir chaud

# *Paillettes d'olive*

*Ingrédients*

(g) Cheddar – 1/3 tasse

(h) Parmesan – 1/3 tasse

(i) Œufs – 1

(j) Poudre à pâte - ¼ cuillère à café

(k) Graines de lin (moulues) – 1 cuillère à café

(l) Olive (tranchée) - 6 à ???

(m) Plusieurs tomates séchées au soleil

Méthode de préparation

Ajouter le fromage cheddar, les graines de lin, l'œuf et la poudre à pâte dans un bol

Et mélanger. Hacher finement les tomates et les ajouter au mélange.

Râpez la moitié du parmesan sur le gaufrier et graissez légèrement

Assiette. Verser le mélange et garnir des olives et du parmesan restant

Cuire jusqu'à ce qu'il soit croustillant. Prend 5 minutes à préparer et sert 2

## Paillettes Okonomiyaki

### Ingrédients

(e) Mozzarella – ½ tasse

(f) Œufs – 2

(g) Poudre à pâte - ½ cuillère à café

(h) Chou (coupé finement) – ¼ tasse

Pour les garnitures

(f) Flocons de bonite/katsuobushi – 4 cuillères à soupe

(g) Mayonnaise Kewpie – 2 cuillères à soupe

(h) Poudre d'algues - 2 cuillères à soupe

(i) Beni shoga – 2 cuillères à soupe

(j) Tige d'oignon vert– 1

Pour la sauce

(e) Sauce soja – 4 cuillères à café

(f) Ketchup – 4 cuillères à soupe

(g) sauce Worcestershire/Worcester – 4 cuillères à café

(h) Monkfruit/swerve – 2 cuillères à soupe

Méthode de préparation

Mélanger les ingrédients de la sauce dans un bol séparé

Préchauffer le gaufrier et graisser

Battre les œufs dans un bol séparé

Ajouter le chou finement coupé, la levure chimique et la mozzarella puis mélanger.

Verser le mélange sur la plaque à gaufres et cuire jusqu'à ce qu'il soit croustillant. Garnir les chaffles de poudre d'algues, de flocons de bonite hachés oignons et Beni Shoga. Étendre la sauce kewpie et la sauce okonomiyaki

Prend 10 min à préparer, 4 min à cuire et sert 2 – servir chaud

### *Chaffles Halloumi*

*Ingrédients*

(c) Sauce pour pâtes - 2 cuillères à soupe

(d) Halloumi – 3 onces

Méthode de préparation

Couper le fromage halloumi en tranches d'un demi-pouce

Placer le fromage dans le gaufrier puis allumer

Cuire environ 6 min jusqu'à coloration dorée

Étendre la sauce sur le chaffle

Prend 5 min à préparer et 6 min à cuire et sert 2

- servir chaud.

## *Frites en sandwich*

*Ingrédients*

(g) Farine d'amande - 1 cuillère à soupe

(h) Œufs – 2

(i) Eau - 2 cuillères à soupe

(j) Mayo – 2 cuillères à soupe

(k) Poudre d'ail - ½ cuillère à café

(l) Levure en poudre - 1 cuillère à café

Méthode de préparation

Mélanger tous les ingrédients dans un bol

Préchauffer le gaufrier et le graisser légèrement

Verser le mélange et étaler uniformément

Cuire jusqu'à ce qu'il soit croustillant

Prend 10 min à préparer et sert 2

## *Chaffles Chickfila*

### *Ingrédients*

Pour le poulet

(i) Morceaux de poitrine de poulet – 1

(j) Jus de cornichon – 4 cuillères à soupe

(k) Parmesan – 4 cuillères à soupe

(l) couennes de porc - 2 cuillères à soupe

(m) Beurre – 1 cuillère à café

(n) Graines de lin (moulues) – 1 cuillère à café

(o) Sel (au choix)

(p) Poudre de poivre noir – ¼ cuillère à café

Pour chignon

(e) Mozzarella râpée – 1 tasse

(f) Œuf – 1

(g) Extrait de beurre – ¼ cuillère à café

(h) Glycérie de stévia – 4 gouttes

Méthode de préparation

Couper des morceaux de poulet d'un demi-pouce et les faire tremper dans le jus de cornichon pendant une heure minimale avec la Friteuse à air préchauffé

Mélanger tous les autres ingrédients du poulet dans un bol

Égoutter le jus de cornichon et ajouter le poulet dans le bol

Laisser cuire le poulet 6 min de chaque côté à 400°

Mélanger tous les ingrédients du pain ensemble dans un bol

Placer dans un gaufrier pour cuire environ 4 min

Sandwich le poulet cuit entre les petits pains

Prend 20 min à préparer et sert 2

## *Friandises au bacon et aux œufs*

*Ingrédients*

Pour les paillettes

(c) Cheddar – 1 tasse

(d) Œufs – 2

Pour Sandwich

(d) Fromage américain – 2 tranches

(e) Morceaux de bacon – 4

(f) Œufs – 2

Méthode de préparation

Préchauffer et graisser le gaufrier

Mélanger les œufs et le fromage cheddar ensemble

Verser le mélange sur une plaque à gaufres et cuire jusqu'à ce qu'il soit croustillant

Cuire les morceaux de bacon jusqu'à ce qu'ils soient croustillants puis sécher puis frire les œufs et ajoutez-les entre deux chaffles à côté du bacon et tranches de fromage. Prend 5 minutes à préparer et sert 2

# *Friandises au sandwich aux amandes*

## *Ingrédients*

(d) Fromage cheddar (râpé) – 1 tasse

(e) Œufs – 2

(f) Farine d'amande - 2 cuillères à soupe

Méthode de préparation

Préchauffer et graisser le gaufrier

Mélanger le fromage cheddar et les œufs dans un bol

Ajouter la farine d'amande dans le mélange pour rehausser la texture

Verser le mélange sur une plaque à gaufres et cuire jusqu'à ce qu'il soit croustillant

Garnir les paillettes prêtes et légèrement refroidies avec la garniture préférée. Prend 5 minutes à préparer et sert 2

# *Les paillettes BLT*

*Ingrédients*

(e) Fromage mozzarella (râpé) - 1 tasse

(f) Œufs – 2

(g) Oignon vert (coupé en dés) – 1 cuillère à soupe

(h) Assaisonnement italien – ½ cuillère à café

Pour Sandwich

(e) Bacon – 4 tranches

(f) Tomate (tranchée) - 1

(g) Laitue verte – 2 feuilles

(h) Mayo – 2 cuillères à soupe

Méthode de préparation

Préchauffer et graisser le gaufrier

Mélanger tous les ingrédients dans un bol

Verser le mélange sur une assiette à gaufres et étaler uniformément

Cuire jusqu'à ce qu'il soit croustillant puis laisser refroidir une minute

Servir avec laitue, tomate et mayo

Prend 5 minutes à préparer et sert 2


# *Les paillettes de Katsu*

## Ingrédients

(d) Fromage mozzarella (râpé) - 1 tasse

(e) Œufs – 2

(f) Laitue (facultatif) – 2 feuilles

Pour la sauce

(e) Ketchup (sans sucre) – 2 cuillères à soupe

(f) Sauce aux huîtres - 1 cuillère à soupe

(g) sauce Worcestershire/Worcester – 2 cuillères à soupe

(h) Moine fruit/déviation – 1 cuillère à café

Pour le poulet

(h) Cuisse de poulet (désossée) – 2 pièces

(i) Farine d'amande - 1 tasse

(j) Sel (au choix)

(k) Œufs – 1

(l) Poivre noir – (au choix)

(m) Huile de cuisson végétale – 2 tasses

(n) Couennes de porc – 3 oz

Eau salée

(c) Sel - 1 cuillère à soupe

(d) Eau - 2 tasses

Méthode de préparation

Faire bouillir le poulet pendant 30 min puis éponger

Ajouter le poivre noir et le sel au poulet

Mélanger la sauce aux huîtres, la sauce Worcestershire, le ketchup et

Swerve/Monkfruit dans un bol puis réserver

Broyer les couennes de porc en chapelure fine

Dans des bols séparés, ajouter la poudre d'amandes, les œufs battus et le porc écrasé puis enrober vos morceaux de poulet en utilisant ces ingrédients dans leur ordre listé. Frire le poulet enrobé jusqu'à ce qu'il soit doré

Préchauffer et graisser le gaufrier

Mélanger les œufs et la mozzarella dans un bol

Verser dans le gaufrier et cuire jusqu'à ce qu'il soit croustillant

Laver et sécher les laitues vertes

Répartir les sauces préalablement préparées sur une paille, déposer quelques Laitues, un poulet katsu puis ajouter un autre chaffle

Prend 10 min pour préparer et servir 2

# *Friandises au sandwich aux légumes*

## *Ingrédients*

(c) Fromage mozzarella (râpé) - 1 tasse

(d) Œufs – 2

Pour les légumes

(f) Tomate (en tranches) – 1 petite

(g) Oignon (tranché) - 1 petit

(h) Chou-fleur – 1 tasse

(i) Poivre noir (au choix)

(j) Sel (au choix)

Pour la sauce

(e) Sauce aux huîtres - 1 cuillère à soupe

(f) Ketchup – 2 cuillères à soupe

(g) Fruit de moine/déviation - 1 cuillère à café

(h) Sauce Worcestershire – 2 cuillères à soupe

Méthode de préparation

Mélanger le ketchup, les fruits Swerve/Monk, la sauce Worcestershire et

Sauce aux huîtres dans un bol

Faire bouillir le chou-fleur, filtrer l'excès d'eau puis ajouter le poivre et le sel.

Goûter. Préchauffer et graisser le gaufrier

Mélanger les œufs et les ingrédients du chaffle dans un bol

Verser le mélange sur la plaque à gaufres et étaler uniformément et cuire jusqu'à Croquant. Laisser les chaffles refroidir pendant une minute puis servir avec les légumes déjà préparés et sauce

# *Chaffles à la cannelle et à l'érable*

## *Ingrédients*

(a) Mozzarella (râpée) – ½ tasse

(b) Œuf – 1

(c) Sirop d'érable à faible teneur en glucides - 1 cuillère à soupe

(d) Poudre à pâte - ½ cuillère à café

(e) Farine de quinoa – 1 cuillère à soupe

(f) Cannelle – une pincée

Bien mélanger tous les ingrédients, puis cuire dans un gaufrier jusqu'à ce qu'ils soient croustillants.

## *Petits pains aux œufs*

### *Ingrédients :*

3 gros œufs

¼ cuillère à café de crème de tartre

100 g de fromage à la crème

Pincée de sel

Vous devrez séparer les blancs des jaunes de vos œufs. La

les blancs doivent être placés dans un bol et fouettés avec la crème de tartre

jusqu'à ce que le mélange soit épais. Séparément, vous devrez fouetter les jaunes, plein fromage à la crème gras et une pincée de sel. Cela devrait être mélangé jusqu'à consistance lisse.

Vous pouvez ensuite incorporer vos blancs d'œufs dans l'autre mélange. Il est important de plier et ne pas remuer car cela gardera l'air emprisonné dans le mélange. Vous devez

Répétez le processus de pliage jusqu'à ce que tout soit mélangé.

Enfin, placez six monticules sur une plaque à pâtisserie et mettez dans un four préchauffé à 300 Fahrenheit pendant environ trente minutes.

Informations nutritionnelles

La recette est conçue pour faire quatre petits pains. Chacun contient quatre-vingt-dix calories, huit grammes de matières grasses et moins d'un gramme de glucides, de sodium, de fibres et de protéines

# *Pain de maïs sans sucre*

## *Ingrédients*

2 tasses de farine d'amandes

¼ tasse d'édulcorant

1 cuillère à café de sel

4 cuillères à café de levure chimique

2 oeufs

½ tasse de lait d'amande à la vanille

1/3 tasse d'huile de noix de coco

15 oz de maïs miniature - cette partie est facultative.

Commencez par mélanger la poudre d'amandes, l'édulcorant, le sel et la levure chimique.

Cassez séparément les œufs dans un bol et fouettez-les en douceur. Aux œufs ajouter le lait d'amande à la vanille et un tiers de tasse de lait de coco.

La mélanger lentement les deux mélanges jusqu'à ce qu'ils soient bien mélangés et lisses. Le mélange peut ensuite être placé sur une plaque à pâtisserie graissée ou tapissée et cuit pendant vingt-cinq minutes à 350 Fahrenheit. Trancher selon les besoins et apprécie !

Informations nutritionnelles

Chaque pain de maïs fournit environ 13 calories, 5 g de glucides, 1 g de matières grasses et 4,5 g de protéines.

## Pain à la noix de coco et aux amandes

Ingrédients

1 ½ tasse de farine d'amande

2 cuillères à soupe de farine de noix de coco

¼ tasse de farine de graines de lin

Pincée de sel

1 ½ cuillère à café de bicarbonate de soude

5 œufs

¼ tasse d'huile de noix de coco

1 cuillère à café d'édulcorant

1 cuillère à soupe de vinaigre de cidre

# Pain de lin

*Ingrédients*

2 tasses de farine de lin

1 cuillère à soupe de levure chimique

Pincée de sel

2 cuillères à soupe d'édulcorant

5 œufs – ceux-ci devront être battus.

½ tasse d'eau.

Un peu d'huile

Commencez par mélanger la farine de lin, la levure chimique, le sel et l'édulcorant dans un bol. Une fois bien mélangés, ajoutez les œufs, l'eau et un peu d'huile. Il est important de s'assurer que cela est bien mélangé. Il faudra alors le laisser pendant plusieurs minutes avant d'être versé dans une plaque à pâtisserie ; garder un œil sur l'épaisseur du mélange. Il doit être cuit sur 350 Fahrenheit pour vingt-cinq minutes puis laisser refroidir. Ensuite, vous pouvez couper et consommer pour le contenu de votre cœur.

La nutrition

Chaque pain devrait faire environ douze tranches avec un peu moins d'un gramme de glucides dans chacun ! Il y a aussi 6g de protéines et 1½5 calories.

# Faux pains aux amandes

*Ingrédients*

1 tasse de farine d'amande

2 cuillères à café de levure chimique

2 gros œufs

5 cuillères à soupe de beurre – il faudra le faire fondre.

Mélanger la farine d'amande avec la levure chimique. Vous pouvez ensuite fouetter les deux gros œufs à part et ajouter le beurre fondu. Mélangez ceci avec le sec

Ingrédients pour créer votre pâte. Maintenant, divisez le mélange en six tailles de muffins

Formes sur une plaque à pâtisserie. Si vous préférez, vous pouvez utiliser un moule à muffins pour créer plusieurs petits pains. Enfin il faut les cuire quinze minutes à 350 Fahrenheit. Idéalement, le pain fini devrait être laissé refroidir sur une grille.

La nutrition

Cette recette fait deux de ces faux petits pains, qui fourniront 35 grammes de lipides, de glucides, 3 grammes de fibres, 10 grammes de protéines et 3 calories.

## *Pain à l'ail avec fromage.*

### *Ingrédients*

¼ tasse de farine d'amande

1 cuillère à soupe de farine de noix de coco

Pincée de sel

Pincée d'ail en poudre

¼ tasse d'eau tiède

1 cuillère à café de sucre de coco

1cc de levure

3 gros blancs d'œufs

½ tasse de mozzarella râpée

Commencez par mélanger la farine d'amande avec la farine de noix de coco, le sel et l'ail poudre. Une fois que tout est bien mélangé, vous pouvez le mettre de côté. Ensuite, dans un bol séparé, vous devez mélanger l'eau tiède avec la noix de coco sucre et levure. Laisser reposer ce mélange pendant deux minutes avant de mélanger les deux beaucoup ensemble. Vous devrez également mettre deux cuillères à soupe d'huile d'olive. Enfin, ajoutez les trois blancs d'œufs battus et la demi-tasse de blancs d'œufs râpés. Mozzarella. Vous pouvez ensuite verser le mélange sur une plaque allant au four et faire cuire. Ce devrait prendre seulement quinze minutes à 400 Fahrenheit.

Pendant que vous attendez, vous devrez fusionner deux cuillères à soupe de beurre. Avec un peu d'ail en poudre et une pincée de sel. Quand le pain est prêt. Étalez ce mélange sur le pain et remettez au four pendant encore dix minutes.

La nutrition

La recette doit être coupée en dix morceaux ; chaque paix aura 1 5 calories, 2 g de Glucides nets, 16 grammes de matières grasses et huit grammes de protéines.

# *Pain plat au soja*

## *Ingrédients*

1 ¼ tasse de farine de soja

2 cuillères à café de levure chimique

Pincée de sel

1 cuillère à soupe d'oignon en poudre

1 cuillère à soupe d'ail en poudre - facultatif

1 tasse d'eau tiède

Commencez par mélanger la farine de soja avec la levure chimique et une grosse pincée de sel. Vous pouvez ensuite ajouter la poudre d'oignon et la poudre d'ail. Si tu préfères

Vous pouvez en réduire les quantités ou même en omettre une. Le robot culinaire électrique devrait l'avoir parfaitement mélangé en une minute ou deux.

Ensuite, vous devez maintenir le mélangeur en marche et ajouter lentement une tasse d'eau chaude. La pâte deviendra collante, c'est exactement ce que vous voulez !

Saupoudrez légèrement vos mains de farine de soja avant de rouler la pâte en boule et prendre de petites tailles de poing de la pâte. Ceux-ci doivent être roulés doucement dans des cercles puis légèrement frits dans l'huile d'olive jusqu'à ce qu'ils soient dorés. Ça ne devrait pas prendre plus de deux ou trois minutes de chaque côté. Il est conseillé de consommer les pains plats dans l'heure qui suit leur fabrication. Alternativement, vous pouvez conserver la pâte au réfrigérateur pendant une semaine et faites-la selon vos besoins ou je les veux.

La nutrition

Cette recette devrait donner huit pains plats. Chacun aura 11 calories,

9,4 g de matières grasses, 4,4 g de glucides et 5,1 g de protéines.

## *Pain plat au psyllium et à la noix de coco*

### *Ingrédients*

60 grammes de farine de noix de coco

2 cuillères à soupe de poudre de cosses de psyllium

Le sel

1 cuillère à café de levure chimique

Herbes mélangées

40 grammes d'huile de noix de coco

200 grammes d'eau

Placez d'abord 60 grammes de farine de noix de coco dans un bol et ajoutez la cosse de psyllium poudre.

Bien mélanger avant d'ajouter une grosse pincée de sel et la levure chimique.

Tout en mélangeant tous ces ingrédients, vous pouvez saupoudrer

Vos épices ou herbes préférées pour ajouter un peu de piquant à votre pain plat ; N'ayez pas peur d'expérimenter !

Vous devrez ensuite ajouter l'huile de noix de coco et continuer à bien mélanger. Le mélange devrait commencer à ressembler à du beurre. Ajouter l'eau petit à petit en remuant régulièrement. Le mélange deviendra comme une pâte ; s'il a atteint la consistance requise avant d'avoir ajouté toute l'eau, alors n'ajoutez pas le dernier morceau ! Idéalement, il devrait être divisé en trois et chaque partie devrait être aplati avant d'être placé sur une plaque à pâtisserie ; de préférence sur résistant à la graisse

Papier.

Chacun des pains plats doit être cuit dans une poêle avec un peu d'olive

L'huile ou l'huile de noix de coco. Cela ne devrait pas prendre plus de trois minutes de chaque côté pour assurez-vous qu'ils ont l'air et le goût fantastiques.

La nutrition

Chacun contiendra environ 15 calories, 12 g de matières grasses, 3 g de protéines, 16 g glucides et 11 g de fibres ; donnant un apport net en glucides de 5 g.

# Pain plat simple

## Ingrédients

145g de farine d'amande

30g de graines de lin

Le sel

2 gros œufs

120 ml de crème épaisse

Mélangez tous les ingrédients ! Cela comprend la farine d'amande, les graines de lin, une

Grosse pincée de sel, 2 gros œufs et la crème épaisse. Vous pouvez le faire en main avec un fouet ou dans un robot culinaire. Après quelques minutes, il devrait être lisse et avoir l'apparence d'une pâte à crêpes.

Pour le cuire, vous devrez verser le mélange sur une plaque à pâtisserie qui a été tapissé de papier cuisson. Pour obtenir les meilleurs résultats, assurez-vous que votre mélange n'est pas plus épais que 1 cm. Il faudra environ vingt-cinq minutes à 300 Fahrenheit. Laisser refroidir pendant dix minutes avant d'ajouter les garnitures, en mangeant comme est ou même créer un sandwich !

## La nutrition

Ces chiffres sont pour l'ensemble du mélange ; 1609 calories, 13 g de glucides, 145 g de matières grasses et 59 g de protéines. Vous obtiendrez entre huit et seize tranches et pourrez calculer les valeurs réelles en conséquence.

# Pain plat au parmesan

## *Ingrédients*

½ tasse de parmesan ; râpé

3 gousses d'ail

Poivre noir

3 gros œufs

¼ tasse de farine de noix de coco

Mettre le parmesan dans un bol et ajouter les gousses d'ail. Il doit déjà être finement haché. Mélanger, les ingrédients ensemble avec une grosse pincée de poivre noir ; vous pouvez également ajouter du sel si vous le souhaitez. Une fois qu'ils ont tous été correctement combinés, il est temps d'ajouter les trois grands des œufs. Cependant, il est essentiel de les ajouter un par un ; assurant à chacun est complètement absorbé par le mélange avant de passer au suivant. Tu Peux ensuite ajouter la farine de noix de coco. Encore une fois, cela devra être fait lentement et soigneusement pour s'assurer qu'il est entièrement absorbé. Il est conseillé de laisser le mélange combiné assis dans le bol pendant plusieurs minutes avant de prendre le suivant marcher.

Une fois que vous êtes prêt, versez le mélange complet dans une plaque de cuisson recouverte de papier sulfurisé et mettez-le dans le four. Cela prendra environ vingt minutes à 3 *** 5 Fahrenheit. Après quinze minutes, il peut être retiré et certain fromage supplémentaire doit être saupoudré sur le dessus avant de le remettre dans la cuisinière pendant encore cinq minutes. Cela permettra au fromage de fondre dans le plat de pain et assurez-vous qu'il a un goût fantastique !

La nutrition

La recette complète a les valeurs suivantes. Vous pouvez vous entraîner des valeurs approximatives pour la quantité que vous mangez en fonction de combien il coupe dans.

29 calories, 12 g de matières grasses, 15 g de protéines et 3 g de glucides nets.

# *Le Keto Naan*

## *Ingrédients*

½ tasse de farine de noix de coco

1 cuillère à soupe de poudre de psyllium

Le sel

1 tasse d'eau chaude

C'est un pain incroyable, rapide et facile à faire. Commencez par vous réchauffer tasse d'eau jusqu'à ce qu'elle soit presque bouillante. Pendant qu'il chauffe, mélanger la noix de coco farine et poudre de cosse de psyllium dans un bol avec une ou deux pincées de sel; à votre goût préféré. Vous pouvez également choisir d'ajouter du poivre, de la poudre d'ail, poudre d'oignon ou tout mélange d'herbes et d'épices que vous aimez.

Vous pourrez maintenant ajouter lentement l'eau chaude, en remuant au fur et à mesure.

le mélange deviendra progressivement comme une pâte. Une fois terminé, il est préférable de laisser le mélange pendant cinq minutes ; idéalement au frigo. Cela va le raffermir légèrement et faciliter la gestion lors de la création de vos naans.

Lorsque vous êtes prêt, formez sept boules à partir de votre mélange de pâte et roulez chacune d'elles les sortir. Une fois qu'ils sont bien plats, vous pouvez les déposer sur une plaque allant au four. Tu trouves plus facile de les rouler entre deux morceaux de papier sulfurisé ; cela dépend de la façon dont ils sont collants au toucher. Vous pouvez ensuite faire glisser le plateau dans le four à 350 Fahrenheit. Cuire une dizaine de minutes avant en les retournant et en cuisant encore une dizaine de minutes. Ils peuvent être mangé immédiatement ou se conservera un moment si nécessaire.

## La nutrition

En supposant que vous ayez préparé sept naans à partir de cette recette, chacun Contient environ 35 calories, 1,2 g de matières grasses, 1,3 g de glucides nets et 1,3 g de protéines. Remplissant et sain !

# Pain plat à la farine de noix de coco

## *Ingrédients*

1 cuillère à soupe de farine de noix de coco

1 œuf large

1 cuillère à soupe de parmesan

Bicarbonate de soude

Levure chimique

Le sel

Herbes mélangées

Du lait

Mélangez simplement tous les ingrédients, sauf le parmesan, dans un bol. Vous devez utiliser une grosse pincée de sel, du bicarbonate de soude et la levure chimique.

Les herbes mélangées sont un ajout facultatif. Vous pouvez sélectionner votre propre. Saveur ! Vous aurez besoin de bien mélanger ; vous préférerez peut-être utiliser un appareil électrique fouet ou mixeur.

Une fois qu'il est lisse et pâte comme vous pourrez faire chauffer un peu d'huile dans une poêle puis ajouter deux cercles de pâte ; à peu près la même taille. Faites-les cuire. Pendant plusieurs minutes avant de les retourner. Idéalement, le haut devrait être bouillonnant indiquant que le fond a bruni. Une fois que vous êtes retourné vous pouvez ajouter votre parmesan sur le dessus du pain plat. Sinon vous

Pouvez utiliser un autre type de fromage. Placer le deuxième pain plat dessus et poursuivre la cuisson jusqu'à ce que l'intérieur soit fondu. Vous devrez ensuite répéter le processus. Ce mélange devrait vous donner deux sandwichs.

La nutrition

Sur la base de la préparation de deux sandwichs, les informations nutritionnelles par Sandwich serait ; 103 calories, 4 g de protéines, ¼ g de matières grasses et 2 g de glucides nets.

# *La Baguette*

## *Ingrédients*

1 ½ tasse de farine d'amande

5 cuillères à soupe de poudre de psyllium

3 blancs d'œufs

2 ½ cuillères à soupe de vinaigre de cidre

1 tasse d'eau bouillante

Levure chimique

Le sel

Vous devrez commencer par mélanger la farine d'amande avec la cosse de psyllium poudre et deux cuillères à café de levure chimique. Vous pouvez également ajouter une pincée de sel, si nécessaire. Vous avez réussi à bien les mélanger, vous pouvez ajouter les blancs d'œufs et le vinaigre de cidre. Continuez à mélanger et vous verrez

une pâte épaisse se forme. Ceci peut être transformé en une pâte normale par ajouter l'eau bouillante. Il est important de le faire lentement car vous pourriez trouver qu'un peu moins d'une tasse suffit pour créer la bonne pâte.

Vous pouvez ensuite créer quatre ou cinq baguettes d'un pouce de long. Ils vont grandir lorsqu'il est cuit. Ceux-ci doivent aller sur une plaque à pâtisserie graissée ou tapissée, puis dans le four pendant cinquante-cinq minutes à 350 Fahrenheit. Vous pouvez les manger comme dès qu'ils sont cuits ; Fais attention ; ils vont être chauds !

La nutrition

Ce mélange est conçu pour faire cinq petites baguettes. Chacun aura environ 209 calories, 14,2 g de matières grasses, 0,2 g de protéines et 5,2 g de glucides nets.

# Pain à la farine d'amande nature et simple

## Ingrédients

2 ½ tasses de farine d'amande

½ tasse de fibre d'avoine (pas de farine d'avoine)

¼ tasse de protéines en poudre

1 cuillère à soupe d'érythritol

6 onces de yaourt grec

6 cuillères à soupe de beurre

4 gros œufs

6 cuillères à soupe de lait d'amande

Levure chimique

Bicarbonate de soude

Gomme xanthane

Le sel

Commencez par fouetter, au fouet à main ou électrique, la farine d'amande, érythritol, fibre d'avoine, poudre de protéines et deux cuillères à café de levure chimique.

Vous devrez également ajouter une demi-cuillère à café de bicarbonate de soude, une cuillère à café de gomme xanthane et une pincée de sel.

Une fois combiné, mettez-le de côté et sélectionnez un bol différent pour battre le yaourt Dans le beurre. Vous devez obtenir une pâte lisse. Ajouter ensuite les œufs en faisant Assurez-vous qu'ils sont bien battus. Vous pouvez maintenant mélanger les deux bols et continuer en battant en ajoutant le lait d'amande.

Une fois bien mélangé, versez le mélange dans un moule à cake et placez-le dans le Four. Cela devrait prendre quarante-cinq minutes à 325 degrés Fahrenheit. Tu devras

Laissez-le refroidir dans son moule pendant quinze minutes avant de le retirer et de le placer sur une grille. Vous pourrez ensuite découper et manger à votre guise !

La nutrition

Le pain doit être coupé en quinze tranches. Chaque tranche aurait environ 105 calories, 12 g de matières grasses, ¼ g de protéines et 2,9 g de glucides nets.

## *Pain Chia*

### *Ingrédients*

½ tasse de farine de noix de coco

1 ¼ tasse de farine d'amande

¼ tasse de graines de chia

5 œufs

1 cuillère à soupe de vinaigre de cidre de pomme

Le sel

Bicarbonate de soude

4 cuillères à soupe d'huile de noix de coco

Commencez par mélanger la farine de noix de coco avec la farine d'amande, les graines de chia, la cuisson soda et un peu de sel. Mélanger séparément les œufs, le vinaigre et l'huile de noix de coco.

Une fois les ingrédients bien mélangés, vous pouvez mélanger les deux bols ensemble ; créer une pâte comme un mélange. Versez-le simplement dans un moule à pain et mettre au four pendant quarante-cinq minutes. La température devra être réglée à 350 Fahrenheit. Il est conseillé de le laisser refroidir avant de le trancher sinon il ne sera pas tranche bien !

La nutrition

En supposant que ce pain est coupé en quinze tranches, chacune aurait le Suivant ; 133 calories, 11 g de matières grasses, 5 g de protéines et 3 g de glucides nets.

# 4. Le muffin du petit-déjeuner

## Ingrédients

120 g de bacon haché

1 ½ tasse de farine d'amande

Levure chimique

Bicarbonate de soude

½ tasse de lait

5 cuillères à café de crème sure

1 œuf large

2 cuillères à soupe de beurre

Le sel

Faites d'abord frire votre bacon ; c'est mieux si vous l'avez coupé en très petit Pièces. Il devrait devenir brun clair en quelques minutes. Vous pouvez ensuite mettre le bacon sur une serviette en papier ; cela absorbera tout excès de graisse.

Mélangez maintenant la farine d'amande, une cuillère à café de levure chimique et une grosse pincée de bicarbonate de soude. Dans un bol séparé, vous pouvez mélanger le lait, une pincée de sel, la crème sure, l'œuf et le beurre ramolli ou même fondu.

Une fois les deux bols bien mélangés, vous pouvez les fusionner pour n'en faire qu'un.

Vous pouvez maintenant ajouter lc bacon cuit et une tasse de parmesan râpé dans votre mélange. Mettez ensuite un peu du mélange dans quatre moules ; Suivant, casser délicatement un œuf dans chaque moule à muffins avant de recouvrir les œufs avec le reste du mélange. Placez ensuite la plaque au four et faites cuire pendant vingt minutes à 350 Fahrenheit.

La nutrition

Le mélange devrait faire quatre muffins ; chacun d'eux a 132 calories, .5g Lipides, 3,2 g de glucides et µg de protéines

# Muffins à la citrouille et au nutella

Durée : 1 heure
Portions : 12
**Ingrédients:**
2 tasses de farine tout usage
1 tasse de sucre blanc
1 cuillère à café de levure chimique
1 cuillère à café de bicarbonate de soude
¼ cuillère à café de sel
1 cuillère à café de cannelle en poudre

½ cuillère à café de muscade moulue
½ cuillère à café de gingembre moulu
2 oeufs
1 cuillère à café d'extrait de vanille
1 ½ tasse de purée de citrouille
½ tasse d'huile de noix de coco, fondue
½ tasse de Nutella
**Instructions:**
1. Mélanger la farine, le sucre, la levure chimique, le bicarbonate de soude, le sel, la cannelle, muscade et gingembre.
2. Ajouter les œufs, la vanille, la purée de citrouille et l'huile de noix de coco et lui donner un mélange rapide.
3. Verser la pâte dans un moule à muffins tapissé de papiers à muffins.
4. Déposez une cuillerée de Nutella sur chaque muffin puis agitez-le avec un cure-dent. 5. Cuire au four préchauffé à 350F pendant 15-20 minutes ou jusqu'à ce que bien levé et brun doré.
6. Servir les muffins frais.

**Information nutritionnelle par portion**
Calories : 256
Matières grasses : 11,1 g
Protéines : 3,6 g
Glucides : 37,2g


Muffins arrosage aux canneberges


Durée : 1 heure
Portions : 12
**Ingrédients:**

Muffins:
½ tasse de beurre, fondu
2 oeufs
½ tasse de lait
1 tasse de sucre blanc
1 cuillère à café d'extrait de vanille
1 ½ tasse de farine tout usage
¼ cuillère à café de sel
1 tasse de pacanes moulues
1 ½ cuillères à café de levure chimique
1 tasse de canneberges fraîches
Streusel :
½ tasse de farine de blé entier
¼ tasse de beurre, réfrigéré
2 cuillères à soupe de sucre roux

**Instructions:**

1. Pour les muffins, mélanger le beurre, les œufs, le lait, le sucre et la vanille dans un bol. 2. Incorporer la farine, le sel, les pacanes et la levure puis incorporer le Canneberges. 3. Verser la pâte dans un moule à muffins tapissé de papiers à muffins.

4. Pour l'arrosage, mélanger tous les ingrédients dans un bol jusqu'à ce qu'ils soient granuleux. 5. Garnir chaque muffin d'arrosage et cuire au four préchauffé à 350F pendant 20 minutes ou jusqu'à ce qu'ils soient dorés et bien levés.

6. Servir les muffins frais.

**Information nutritionnelle par portion**
Calories : 276
Matières grasses : 13,5 g
Protéines : 3,7 g
Glucides : 36,0 g

# Cupcakes au beurre noisette et aux bananes

Durée : 1h30

Portions : 20

**Ingrédients:**

Petits gâteaux :

1 tasse de farine tout usage

¾ tasse de farine de blé entier

¼ cuillère à café de sel

½ cuillère à café de bicarbonate de soude

1 cuillère à café de levure chimique

½ tasse de beurre noisette

¼ tasse d'huile de noix de coco, fondue

¾ tasse de sucre brun clair

2 oeufs

½ tasse de babeurre

2 bananes, en purée

**Glaçage:**

1 tasse de beurre, ramolli

2 tasses de sucre en poudre

½ cuillère à café de cannelle en poudre

**Instructions:**

1. Pour les cupcakes, mélanger les farines, le sel, le bicarbonate de soude et la levure poudre dans un bol.

2. Dans un autre bol, mélanger le beurre, l'huile de coco et le sucre dans un bol jusqu'à consistance mousseuse et crémeuse.

3. Ajouter les œufs et bien mélanger puis incorporer le babeurre et les bananes.

4. Incorporez la farine puis versez la pâte dans un moule à muffins tapissé de Papiers à muffins.

5. Cuire au four préchauffé à 350F pendant 20 minutes ou jusqu'à ce que ce soit parfumé et doré.

6. Laisser refroidir dans la poêle.

7. Pour le glaçage, mélanger tous les ingrédients dans un bol pendant 5-7 minutes jusqu'à ce qu'ils soient pâles et duveteux. 8.  Garnir chaque cupcake de glaçage au beurre. 9. Servir frais.

**Information nutritionnelle par portion**
Calories : 331
Matières grasses : 18,5 g
Protéines : 5,3 g
Glucides : 37,0 g


Muffins à l'érable et aux épices


Durée : 1 heure
Portions : 12
**Ingrédients:**
2 ¼ tasses de farine tout usage
¼ cuillère à café de sel
2 cuillères à café de levure
½ cuillère à café de cannelle en poudre
½ cuillère à café de piment en poudre
½ cuillère à café de gingembre moulu
¾ tasse de sirop d'érable
½ tasse d'huile de canola
½ tasse de lait
1 oeuf
1 cuillère à café d'extrait de vanille
½ tasse de noix, hachées
½ tasse de pépites de chocolat noir
**Instructions:**

1. Mélangez la farine, le sel, la levure chimique et les épices dans un bol.
2. Ajoutez le reste des ingrédients et mélangez bien.
3. Incorporer les noix et les pépites de chocolat puis verser la pâte dans un moule à muffins tapissé de papiers à muffins.
4. Cuire au four préchauffé à 350F pendant 15-20 minutes ou jusqu'à ce qu'ils réussissent le test du cure-dent. 5. Servir les muffins frais.

**Information nutritionnelle par portion**
Calories : 285
Matières grasses : 14,3 g
Protéines : 4.8g
Glucides : 36,0 g

# Muffins aux bretzels au chocolat

Durée : 1h30
Portions : 12
**Ingrédients:**
Petits gâteaux :
1 ¼ tasse de farine tout usage
¼ tasse de cacao en poudre
¼ cuillère à café de sel
1 ½ cuillères à café de levure chimique
1 tasse de babeurre
2 oeufs
½ tasse de café infusé
¼ tasse d'huile de canola
1 cuillère à café d'extrait de vanille

### Glaçage:
1 tasse de beurre, ramolli
2 tasses de sucre en poudre
½ tasse de pépites de chocolat noir, fondues et réfrigérées
1 tasse de bretzels, écrasés

### Instructions:
1. Pour les cupcakes, mélanger la farine, la poudre de cacao, le sel et la cuisson
Poudre dans un bol. 2. Ajoutez le reste des ingrédients et mélangez rapidement.
3. Versez la pâte dans un moule à muffins tapissé de papiers à muffins. 4. Cuire au four préchauffé à 350F pendant 20 minutes ou jusqu'à ce que les muffins passent le test du cure-dent.
5. Laisser refroidir.
6. Pour le glaçage, mélanger le beurre et le sucre dans un bol jusqu'à consistance mousseuse et pâle. 7. Incorporer le chocolat et bien mélanger.
8. Garnir chaque cupcake de glaçage et saupoudrer de bretzels.
9. Servez les cupcakes frais.

### Information nutritionnelle par portion
Calories : 368
Matières grasses : 22,6 g
Protéines : 4.3g
Glucides : 39,5g


Muffins à la citrouille glacés au bourbon


Durée : 1 heure
Portions : 12

**Ingrédients:**
Muffins:
1 ½ tasse de farine de blé entier
½ tasse de sucre blanc
2 cuillères à café de levure
½ cuillère à café de sel
1 cuillère à café de cannelle en poudre
½ cuillère à café de gingembre moulu
1 tasse de purée de citrouille
½ tasse de babeurre
1 oeuf
¼ tasse d'huile de noix de coco
Glaçage:
2 cuillères à soupe de bourbon
1 ½ tasse de sucre en poudre

**Instructions:**
1. Pour les muffins, mélanger les ingrédients secs dans un bol.
2. Ajoutez les ingrédients humides et mélangez rapidement.
3. Verser la pâte dans un moule à muffins tapissé de papiers à muffins. 4. Cuire au four préchauffé à 350F pendant 20 minutes.
5. Une fois terminé, laissez refroidir dans la poêle.
6. Pour le glaçage, mélanger les ingrédients dans un bol.
7. Verser le glaçage sur chaque muffin et servir les muffins frais.

**Information nutritionnelle par portion**
Calories : 208
Matières grasses : 5,2 g
Protéines : 2,6 g
Glucides : 37.8g

# Muffins à la citrouille et à l'arrosage au beurre brun

Durée : 1 heure
Portions : 12
**Ingrédients:**
Muffins:
1 tasse de purée de citrouille
2 oeufs
½ tasse de babeurre
¼ tasse d'huile de canola
1 cuillère à café d'extrait de vanille
½ tasse de sucre brun clair
1 ½ tasse de farine tout usage
½ cuillère à café de levure chimique
½ cuillère à café de bicarbonate de soude
1 pincée de sel
1 cuillère à café d'épices pour tarte à la citrouille
Arrosage :
¼ tasse de cassonade
½ tasse de farine tout usage
2 cuillères à soupe de sucre brun clair
1 pincée de sel
2 cuillères à soupe de graines de citrouille
**Instructions:**
1. Pour les muffins, mélanger les ingrédients humides dans un bol. 2. Ajoutez les ingrédients secs et mélangez rapidement.
3. Verser la pâte dans un moule à muffins tapissé de papiers à muffins.
4. Pour l'arrosage, mélanger tous les ingrédients dans un bol et mélanger jusqu'à ce que granuleux. 5. Étaler l'arrosage sur les muffins et cuire au four préchauffé à 350F pendant 15-20 minutes ou jusqu'à ce qu'ils soient parfumés et bien levés.
6. Laisser refroidir dans le moule avant de servir.

**Information nutritionnelle par portion**
Calories : 187
Matières grasses : 6,3 g
Protéines : 4,0 g
Glucides : 29,0 g


Muffins banane poire


Durée : 1 heure
Portions : 12
**Ingrédients:**
2 bananes, en purée
1 oeuf
¼ tasse d'huile de canola
¼ tasse de babeurre
½ tasse de sucre blanc
1 tasse de farine tout usage
½ tasse de farine de blé entier
¼ cuillère à café de sel
1 cuillère à café de cannelle en poudre
½ cuillère à café de gingembre moulu
1 cuillère à café de bicarbonate de soude
2 poires, épépinées et coupées en dés
**Instructions:**
1. Mélangez les bananes, l'œuf, l'huile, le babeurre et le sucre
dans un bol.
2. Ajoutez les farines, le sel, les épices et le bicarbonate de
soude et mélangez rapidement juste jusqu'à ce qu'il soit
incorporé.

3. Incorporez les poires puis versez la pâte dans un moule à muffins tapissé de papiers à muffins. 4. Cuire au four préchauffé à 350F pendant 15-20 minutes ou jusqu'à ce qu'il soit doré brune et parfumée. 5. Servir les muffins frais.

**Information nutritionnelle par portion**
Calories : 173
Matières grasses : 5,2 g
Protéines : 2,6 g
Glucides : 30,4 g

## Muffins à la citrouille et aux graines de lin

Durée : 1 heure
Portions : 12
**Ingrédients:**
1 ¼ tasse de farine tout usage
¼ tasse de graines de lin moulues
1 cuillère à café d'épices pour tarte à la citrouille
1 cuillère à café de levure chimique
¼ cuillère à café de bicarbonate de soude
¼ cuillère à café de sel
1 tasse de purée de citrouille
½ tasse de babeurre
1 oeuf
¼ tasse d'huile de canola
1 cuillère à café d'extrait de vanille
**Instructions:**

1. Mélanger la farine, les graines de lin, les épices, la levure chimique, le bicarbonate de soude et le sel dans un bol.
2. Ajouter le reste des ingrédients et bien mélanger.
3. Versez la pâte dans un moule à muffins tapissé de papiers à muffins spéciaux.
4. Cuire les muffins dans le four préchauffé à 350F pendant 15-20 minutes ou jusqu'à ce qu'ils réussissent le test du cure-dent.
5. Laisser refroidir dans le moule avant de servir.

**Information nutritionnelle par portion**
Calories : 118
Matières grasses : 5,9 g
Protéines : 2,8 g
Glucides : 13,1g


## Muffins à la citrouille sans œufs

Durée : 1 heure
Portions : 12
**Ingrédients:**
3/4 tasse de lait d'amande
1 cuillère à café de jus de citron
½ tasse de sirop d'érable
½ tasse d'huile de noix de coco, fondue
1 cuillère à café d'extrait de vanille
1 tasse de purée de citrouille
2 tasses de farine tout usage
2 cuillères à café de levure
¼ cuillère à café de sel
1 cuillère à café d'épices pour tarte à la citrouille
**Instructions:**

1. Mélangez les ingrédients humides dans un bol.
2. Ajoutez le reste des ingrédients et mélangez rapidement.
3. Versez la pâte dans un moule à muffins tapissé de papiers à muffins et enfournez le four préchauffé à 350F pendant 15-20 minutes ou jusqu'à ce qu'ils passent l'essai de cure-dents. 4. Servir les muffins frais.

**Information nutritionnelle par portion**
Calories : 232
Matières grasses : 13,0 g
Protéines : 2,7 g
Glucides : 27,7g


Muffins à l'érable sans gluten


Durée : 1 heure
Portions : 12
**Ingrédients:**
½ tasse de beurre, fondu
2 oeufs
½ tasse de sirop d'érable
2 cuillères à soupe de sucre brun foncé
1 cuillère à café d'extrait de vanille
½ tasse de farine de noix de coco
½ tasse de farine de sorgho
¼ tasse de farine de tapioca
¼ cuillère à café de sel
1 ½ cuillères à café de levure chimique
¾ tasse de lait

**Instructions:**
1. Mélanger les œufs, le beurre, le sirop d'érable, le sucre et la vanille dans un bol jusqu'à crémeux.
2. Ajouter le reste des ingrédients et bien mélanger.
3. Versez la pâte dans un moule à muffins tapissé de papiers à muffins.
4. Cuire au four préchauffé à 350F pendant 20 minutes ou jusqu'à ce que les muffins passent le test du cure-dent.
5. Laissez refroidir les muffins avant de servir.

**Information nutritionnelle par portion**
Calories : 203
Matières grasses : 9.7g
Protéines : 3.1g
Glucides : 27,3g

## Muffins sucrés aux bleuets

Durée : 1 heure
Portions : 12
**Ingrédients:**
½ tasse de beurre, fondu
½ tasse de sucre blanc
2 oeufs
1 cuillère à café d'extrait de vanille
¼ tasse de lait
2 tasses de farine tout usage
2 cuillères à café de levure
¼ cuillère à café de sel
1 ½ tasse de bleuets
½ tasse de sucre
**Instructions:**

1. Mélangez le beurre et le sucre dans un bol. Ajouter les œufs et bien mélanger puis incorporer le lait et la vanille.
2. Incorporer la farine, la levure et le sel puis ajouter les myrtilles.
3. Verser la pâte dans un moule à muffins tapissé de papiers à muffins.
4. Garnir chaque muffin de sucre et cuire au four préchauffé à 350F pendant 20 minutes ou jusqu'à ce qu'ils soient bien levés et dorés. 5. Laisser refroidir avant de servir.

**Information nutritionnelle par portion**
Calories : 223
Matières grasses : 8,8 g
Protéines : 3,5 g
Glucides : 33,5 g

Muffins au fromage aux bleuets

Durée : 1 heure
Portions : 12
**Ingrédients:**
¾ tasse de beurre, fondu
1 tasse de sucre blanc
2 oeufs
1 tasse de lait
½ tasse de farine de noix de coco
½ tasse de farine de sorgho
½ tasse de farine de tapioca
¼ tasse de farine de riz blanc
1 ½ cuillères à café de levure chimique

¼ cuillère à café de sel
1 tasse de bleuets frais
½ tasse de fromage à la crème
**Instructions:**
1. Mélanger le beurre, le sucre et les œufs dans un bol jusqu'à consistance crémeuse.
2. Ajouter le lait et bien mélanger puis incorporer les farines, le sel et la cuisson poudre. 3. Ajoutez les myrtilles puis versez la pâte dans un moule à muffins tapissé de papiers à muffins.
4. Garnir chaque muffin d'une cuillerée de fromage à la crème et cuire au four préchauffé à 350F pendant 20 minutes ou jusqu'à ce qu'il soit doré et bien ressuscité.
5. Laissez refroidir les muffins avant de servir.

**Information nutritionnelle par portion**
Calories : 314
Matières grasses : 17,1 g
Protéines : 4.3g
Glucides : 38,6 g

Muffins au fromage à la crème aux fruits rouges

Durée : 1 heure
Portions : 12
**Ingrédients:**
1 tasse de fromage à la crème
½ tasse de beurre, ramolli
2 oeufs
¾ tasse de sucre blanc
½ tasse de crème épaisse

1 cuillère à café d'extrait de vanille
1 ½ tasse de farine tout usage
¼ cuillère à café de sel
2 cuillères à café de levure
1 tasse de baies mélangées
½ tasse d'amandes effilées

**Instructions:**

1. Mélanger le fromage à la crème et le beurre dans un bol.
2. Ajouter le sucre et les œufs et bien mélanger. Incorporer la crème et la vanille et donnez-lui un bon mélange.
3. Incorporer la farine, le sel et la levure puis ajouter les baies.
4. Verser la pâte dans un moule à muffins tapissé de papiers à muffins.
5. Garnir les muffins d'amandes effilées et cuire au four préchauffé à 350F pendant 15-20 minutes ou jusqu'à ce qu'il soit bien levé et doré.
6. Laisser refroidir avant de servir.

**Information nutritionnelle par portion**
Calories : 298
Matières grasses : 19,2 g
Protéines : 5,1 g
Glucides : 27,9g

## Muffins Snickerdoodle

Durée : 1 heure
Portions : 12
**Ingrédients:**
Muffins:
½ tasse de beurre, ramolli

½ tasse de sucre brun clair
1 cuillère à café d'extrait de vanille
2 oeufs
2/3 tasse de babeurre
2 ¼ tasses de farine tout usage
½ cuillère à café de sel
2 cuillères à café de levure
½ cuillère à café de gingembre moulu
Garniture:
2/3 tasse de sucre blanc
1 cuillère à café de cannelle en poudre

**Instructions:**
1. Pour les muffins, mélanger le beurre et le sucre dans un bol.
2. Ajouter la vanille et les œufs et bien mélanger puis incorporer le babeurre.
3. Incorporer la farine, le sel, la levure et le gingembre puis verser la pâte dans un moule à muffins tapissé de papiers à muffins.
4. Cuire au four préchauffé à 350F pendant 20 minutes ou jusqu'à ce qu'il soit doré Brun et bien levé.
5. Pour la garniture, mélanger les ingrédients dans un bol.
6. Pendant que les muffins sont encore chauds, trempez-les dans du sucre à la cannelle. 7. Servir les muffins frais.

**Information nutritionnelle par portion**
Calories : 236
Matières grasses : 8,8 g
Protéines : 3,9 g
Glucides : 36,1 g

# Muffins aux figues et aux noix

Durée : 1 heure
Portions : 12

**Ingrédients:**

1 ½ tasse de farine de blé entier
1 cuillère à café de levure chimique
¼ cuillère à café de bicarbonate de soude
¼ cuillère à café de sel
1 pincée de cannelle en poudre
½ tasse de sucre blanc
½ tasse de noix de coco râpée
1 tasse de noix moulues
1/3 tasse d'huile d'olive
1 tasse de lait de coco
1 oeuf
1 cuillère à café d'extrait de vanille
6 figues fraîches, coupées en quartiers

**Instructions:**

1. Mélanger la farine, la levure chimique, le bicarbonate de soude, le sel, la cannelle, le sucre, noix de coco et noix dans un bol. 2. Ajouter le reste des ingrédients et bien mélanger.
3. Verser la pâte dans un moule à muffins tapissé de papiers à muffins et garnir de figues.
4. Cuire au four préchauffé à 350F pendant 20 minutes ou jusqu'à ce qu'ils passent le test du cure-dent. 5. Laissez les muffins refroidir dans le moule avant de servir.

**Information nutritionnelle par portion**

Calories : 289
Matières grasses : 18,2g
Protéines : 5.5g
Glucides : 29,3 g

Muffins au chocolat végétaliens

Durée : 1 heure
Portions : 12
**Ingrédients:**
1 ½ tasse de farine tout usage
½ tasse de farine d'amande
¼ tasse de cacao en poudre
1 ½ cuillères à café de levure chimique
1 tasse de sucre de coco
1/3 tasse d'huile de noix de coco, fondue
1 tasse de lait de coco
1 cuillère à café d'extrait de vanille
½ tasse de pépites de chocolat noir
**Instructions:**
1. Mélanger les farines, la poudre de cacao, la levure chimique
et le sucre dans un bol. 2. Ajoutez le reste de l'ingrédient et
mélangez rapidement.
3. Incorporez les pépites de chocolat puis versez la pâte dans un
moule à muffins chemisé avec des papiers à muffins.
4. Cuire au four préchauffé à 350F pendant 20 minutes ou
jusqu'à ce que le
Les muffins passent le test du cure-dent.
5. Servir les muffins frais.

**Information nutritionnelle par portion**
Calories : 251
Matières grasses : 13,1 g
Protéines : 3,0 g
Glucides : 33,9 g

# Muffins aux amandes et graines de pavot

Durée : 1 heure
Portions : 12
**Ingrédients:**
1 ½ tasse de farine d'amande
1 cuillère à café de levure chimique
¼ cuillère à café de sel
2 cuillères à soupe de graines de pavot
½ tasse de sucre blanc
½ tasse de beurre, fondu
2 oeufs
½ tasse de crème sure
1 cuillère à café d'extrait de vanille
1 cuillère à café de zeste de citron
1 pincée de sel
**Instructions:**
1. Mélangez la farine d'amande, la levure chimique, le sel et les graines de pavot dans un bol.
2. Dans un autre bol, mélanger le sucre, le beurre, les œufs, la crème sure, le zeste de citron et du sel. Verser ce mélange sur les ingrédients secs et bien mélanger.
3. Verser la pâte dans un moule à muffins tapissé de papiers à muffins.
4. Cuire au four préchauffé à 350F pendant 15-20 minutes ou jusqu'à ce qu'il soit doré brun et bien levé. 5. Laissez les muffins refroidir dans le moule avant de servir.

**Information nutritionnelle par portion**
Calories : 159

Matières grasses : 12,8 g
Protéines : 2,3 g
Glucides : 10,2g


# Muffins noix de coco et graines de chia

Durée : 1 heure
Portions : 10
**Ingrédients:**
2 cuillères à soupe de graines de chia
1 ½ tasse de farine d'amande
¼ cuillère à café de sel
1 cuillère à café de levure chimique
½ tasse de lait
½ tasse de miel
4 œufs
¼ tasse d'huile de noix de coco, fondue
1 cuillère à café d'extrait de vanille
1 cuillère à café de zeste de citron
1 cuillère à café de jus de citron
**Instructions:**
1. Mélangez les graines de chia, la farine d'amande, le sel et la levure chimique dans un bol. 2. Ajoutez le reste des ingrédients et mélangez rapidement.
3. Versez la pâte dans un moule à muffins tapissé de papiers à muffins.
4. Cuire au four préchauffé à 350F pendant 20 minutes ou jusqu'à ce qu'il soit bien levé et doré. 5. Laissez les muffins refroidir dans le moule avant de servir.

**Information nutritionnelle par portion**

Calories : 187
Matières grasses : 11,5 g
Protéines : 4.8g
Glucides : 18,0 g

## Cupcakes épicés avec cupcakes au fromage à la crème

Durée : 1h30
Portions : 16
**Ingrédients:**
Petits gâteaux :
½ tasse de beurre, ramolli
1 tasse de sucre blanc
2 oeufs
¾ tasse de yaourt nature
1 cuillère à café d'extrait de vanille
2 tasses de farine tout usage
1 cuillère à café de cannelle en poudre
½ cuillère à café de gingembre râpé
½ cuillère à café de cardamome moulue
¼ cuillère à café de sel
1 ½ cuillères à café de levure chimique
**Glaçage:**
1 tasse de fromage à la crème
½ tasse de beurre, ramolli
3 tasses de sucre en poudre
**Instructions:**
1. Pour les cupcakes, mélanger le beurre et le sucre dans un bol
jusqu'à consistance mousseuse et pâle.

2. Ajouter les œufs et bien mélanger puis incorporer le yaourt et la vanille.

3. Incorporez la farine, les épices, le sel et la levure chimique puis versez la pâte dans un moule à muffins tapissé de papiers à muffins.

4. Cuire les cupcakes dans le four préchauffé à 350F pendant 20 minutes.

5. Pour le glaçage, mélanger le fromage à la crème et le beurre dans un bol jusqu'à ce que crémeux.

6. Ajouter le sucre, progressivement, et bien mélanger pendant quelques minutes jusqu'à consistance mousseuse.

7. Versez le glaçage sur chaque cupcake et servez les cupcakes frais.

**Information nutritionnelle par portion**
Calories : 361
Matières grasses : 17,4 g
Protéines : 4.2g
Glucides : 48,4 g

## Cupcakes à la patate douce et à la cannelle

Durée : 1h30
Portions : 16
**Ingrédients:**
Petits gâteaux :
2 tasses de farine tout usage
1 cuillère à café de cannelle en poudre
½ cuillère à café de gingembre moulu
½ cuillère à café de bicarbonate de soude
½ cuillère à café de levure chimique

¼ cuillère à café de sel
1 tasse de beurre, ramolli
1 tasse de sucre brun clair
2 tasses de purée de patate douce
½ tasse d'ananas écrasé

**Glaçage:**
1 tasse de beurre, ramolli
2 tasses de sucre en poudre, tamisé
1 cuillère à café de cannelle en poudre

**Instructions:**
1. Pour les cupcakes, tamiser la farine, les épices, le bicarbonate de soude, la levure chimique et du sel dans un bol.
2. Mélangez le beurre et le sucre dans un autre bol jusqu'à consistance mousseuse et crémeuse. Ajouter la purée de patate douce et l'ananas puis incorporer la farine.
3. Verser la pâte dans un moule à muffins tapissé de caissettes en papier.
4. Cuire au four préchauffé à 350F pendant 20 minutes ou jusqu'à ce qu'ils passent le test du cure-dent. 5. Laissez les cupcakes refroidir.
6. Pour le glaçage, mélanger le beurre dans un bol jusqu'à consistance crémeuse.
7. Ajouter le sucre, ½ tasse à la fois, et bien mélanger jusqu'à consistance mousseuse et pâle. 8. Versez le glaçage sur chaque cupcake et saupoudrez de cannelle poudre.
9. Servez les cupcakes frais.

**Information nutritionnelle par portion**
Calories : 388
Matières grasses : 23,3 g
Protéines : 2,5 g
Glucides : 44,0 g

Cupcakes à la tarte aux pommes et au caramel

Durée : 1h30
Portions : 14
**Ingrédients:**
2/3 tasse de beurre ramolli
2/3 tasse de sucre brun clair
2 oeufs
1 cuillère à café d'extrait de vanille
2/3 tasse de babeurre
1 ½ tasse de farine tout usage
½ cuillère à café de gingembre moulu
1 cuillère à café de levure chimique
½ cuillère à café de bicarbonate de soude
1 pincée de sel
**Glaçage:**
1 tasse de beurre, ramolli
2 tasses de sucre en poudre
½ cuillère à café de cannelle en poudre
Garniture:
2 pommes, pelées, épépinées et coupées en dés
¼ tasse de sucre brun clair
1 cuillère à soupe de jus de citron
**Instructions:**
1. Pour les cupcakes, mélanger le beurre et le sucre dans un bol
jusqu'à consistance crémeuse et moelleux.
2. Ajouter les œufs et la vanille et bien mélanger puis incorporer
le babeurre.
3. Ajouter la farine, les épices, la levure chimique, le
bicarbonate de soude et le sel puis verser la pâte dans un moule
à muffins tapissé de papiers à muffins.

4. Cuire au four préchauffé à 350F pendant 20 minutes ou jusqu'à ce qu'ils passent le test du cure-dent.
5. Pour le glaçage, mélanger le beurre et le sucre dans un bol pendant 5 minutes jusqu'à pâle et aéré.
Ajouter la cannelle et bien mélanger.
6. Garnir chaque cupcake de glaçage.
7. Pour la garniture, mélanger les ingrédients dans une casserole et cuire sur feu doux jusqu'à ce que les pommes soient tendres. Laisser refroidir puis recouvrir chaque petit gâteau avec une cuillerée de mélange de pommes.
8. Servez les cupcakes frais.

**Information nutritionnelle par portion**
Calories : 374
Matières grasses : 22,9 g
Protéines : 2.9g
Glucides : 41,1 g


Cupcakes au chocolat et à l'avocat


Durée : 1h30
Portions : 12
**Ingrédients:**
Petits gâteaux :
1 gros avocat, en purée
2/3 tasse de sucre de coco
1 tasse de lait de coco
1 cuillère à café d'extrait de vanille
1 oeuf
2 blancs d'oeufs

1 tasse de farine de blé entier
1 tasse de farine tout usage
¼ cuillère à café de sel
2 cuillères à café de levure
½ tasse de cacao en poudre

**Glaçage:**

1 gros avocat, en purée
2 cuillères à soupe d'huile de coco
¼ tasse de cacao en poudre
2 cuillères à soupe de sucre de coco
½ cuillère à café d'extrait de vanille

**Instructions:**

1. Pour les cupcakes, mélanger l'avocat, le sucre de coco, le lait de coco, la vanille, l'œuf et les blancs d'œufs dans un bol jusqu'à consistance crémeuse.
2. Ajouter le reste des ingrédients et mélanger rapidement.
3. Verser la pâte dans un moule à muffins tapissé de papiers à muffins.
4. Cuire au four préchauffé à 350F pendant 20 minutes ou jusqu'à ce qu'un cure-dent inséré dans les muffins en ressorte propre. 5. Laisser refroidir dans la poêle.
6. Pour le glaçage, mélangez tous les ingrédients dans un blender ou un aliment robot et pulser jusqu'à ce que le tout soit bien mélangé.
7. Versez le glaçage sur chaque cupcake et servez frais.

**Information nutritionnelle par portion**

Calories : 280
Matières grasses : 14,8 g
Protéines : 5,3 g
Glucides : 36,0 g

# Cupcakes au chocolat

Durée : 1h30
Portions : 12
**Ingrédients:**
Petits gâteaux :
1 ½ tasse de farine tout usage
¼ tasse de cacao en poudre
½ cuillère à café de bicarbonate de soude
1 cuillère à café de levure chimique
¼ cuillère à café de sel
½ tasse de sucre blanc
2 cuillères à soupe de sucre brun foncé
½ tasse de beurre, ramolli
2 oeufs
½ tasse de babeurre
1 cuillère à café d'extrait de vanille
**Glaçage:**
2 blancs d'oeufs
½ tasse de sucre blanc
1 cuillère à café d'extrait de vanille
½ tasse de pépites de chocolat noir
½ tasse de biscuits Graham écrasés
**Instructions:**
1. Pour les cupcakes, mélanger la farine, la poudre de cacao, le bicarbonate de soude, la poudre et sel dans un bol.
2. Mélangez le beurre et les sucres dans un autre bol jusqu'à consistance crémeuse et pâle. 3. Ajouter les œufs, le babeurre et la vanille et bien mélanger.
4. Incorporer le mélange de farine puis verser la pâte dans un moule à muffins chemisé avec des papiers à muffins.

5. Cuire au four préchauffé à 350F pendant 20 minutes ou jusqu'à ce que ce soit parfumé et brun doré. 6. Laisser refroidir dans la poêle.
7. Pour le glaçage, mélangez les blancs d'œufs, le sucre et la vanille dans un bol et placer au-dessus d'un bain d'eau chaude. Gardez sur le feu jusqu'à ce que le sucre soit fondu. 8. Retirer du feu et fouetter avec un batteur électrique jusqu'à consistance mousseuse, ferme et brillant.
9. Garnir chaque cupcake de glaçage et saupoudrer de pépites de chocolat et des biscuits Graham.
10. Servez les cupcakes frais.

**Information nutritionnelle par portion**
Calories : 255
Matières grasses : 10,6 g
Protéines : 4.4g
Glucides : 37,9 g


Cupcakes aux figues et vin rouge


Durée : 1h30
Portions : 16
**Ingrédients:**
Petits gâteaux :
2/3 tasse de beurre ramolli
2/3 tasse de sucre blanc
½ tasse de vin rouge
1 cuillère à café d'extrait de vanille
2 oeufs
1 ½ tasse de farine tout usage
¼ tasse de cacao en poudre

¼ cuillère à café de sel
1 ½ cuillères à café de levure chimique
**Glaçage:**
1 tasse de fromage à la crème
½ tasse de beurre, ramolli
2 tasses de sucre en poudre
Compote de figues :
6 figues, coupées en deux
½ tasse de vin rouge
¼ tasse de sucre brun clair
1 bâton de cannelle
**Instructions:**
1. Pour les cupcakes, mélanger le beurre et le sucre dans un bol jusqu'à consistance crémeuse. Ajouter le vin, la vanille et les œufs et bien mélanger.
2. Incorporer la farine, la poudre de cacao, le sel et la levure et mélanger avec une spatule. 3. Verser la pâte dans un moule à muffins tapissé de papiers à muffins.
4. Cuire au four préchauffé à 350F pendant 20 minutes ou jusqu'à ce qu'il soit bien levé et doré. 5. Laissez les muffins refroidir dans le moule.
6. Pour le glaçage, mélanger le beurre et le fromage à la crème dans un bol jusqu'à ce que duveteux et pâle.
7. Ajouter le sucre, ½ tasse à la fois et bien mélanger pendant 4-5 minutes jusqu'à ce qu'il soit aéré. 8. Versez le glaçage sur chaque cupcake.
9. Pour la compote, mélanger les ingrédients dans une casserole et cuire pendant 5-6 minutes jusqu'à ce qu'elles soient ramollies.
10. Verser la compote sur chaque cupcake et servir frais.

**Information nutritionnelle par portion**
Calories : 353
Matières grasses : 19,4 g
Protéines : 3,6 g
Glucides : 40,9 g

Cupcakes au chocolat sans gluten avec citrouille et glaçage

Durée : 1h30
Portions : 12
**Ingrédients:**
Petits gâteaux :
½ tasse de farine de sarrasin
1 tasse de noix de coco râpée
½ tasse de farine de noix de coco
½ tasse de cacao en poudre
1 cuillère à café de bicarbonate de soude
¼ cuillère à café de sel
½ tasse de sirop d'érable
1 tasse d'eau pétillante
¼ tasse d'huile de noix de coco, fondue
1 cuillère à café d'extrait de vanille
**Glaçage:**
1 tasse de dattes, dénoyautées
½ tasse de noix
2 cuillères à soupe de sirop d'érable
2 cuillères à soupe d'huile de coco
½ tasse de purée de citrouille
¼ cuillère à café de cannelle en poudre
cuillère à café de gingembre moulu
**Instructions:**
1. Pour les cupcakes, mélanger les farines, la noix de coco râpée, la poudre de cacao, bicarbonate de soude et sel dans un

bol. 2. Dans un autre bol, mélanger le sirop d'érable, l'eau pétillante, l'huile de coco et la vanille et bien mélanger. Ajouter les ingrédients secs et donnez-lui un mélange rapide.
3. Versez la pâte dans un moule à muffins tapissé de papiers à muffins et enfournez le four préchauffé à 350F pendant 20 minutes ou jusqu'à ce qu'ils passent l'essai de cure-dents. 4. Laissez les cupcakes refroidir. 5. Pour le glaçage, placez les dattes et le reste des ingrédients dans un robot culinaire ou au mélangeur et pulser jusqu'à ce que le tout soit bien mélangé.
6. Garnir chaque cupcake de glaçage et servir frais.

**Information nutritionnelle par portion**
Calories : 249
Matières grasses : 13,5 g
Protéines : 3,9 g
Glucides : 32,8g

# Conclusion

La pâtisserie est en partie une science, une partie de motivation, de dévouement, de passion et peut-être juste une touche de talent.  Je vous remercie d'avoir découvert ainsi des recettes gourmandes et innovantes : sablés, chocolat, seigle, pistache, tourte épicée, et noisette etc...

Mais au-delà de ces grands mots, la vérité est que tout le monde peut préparer quelque chose avec la bonne recette. Et de ces merveilleuses recettes trouvées dans ce livre, vous trouverez sûrement quelque chose à votre goût et impressionner votre famille ou vos amis. Gardez juste à l'esprit que ce n'est pas aussi difficile que ça peut sonner et se concentrer sur le résultat final. Vous êtes pâtissier de très haut niveau ! Tu es un incroyable Pâtissier ! Ne laissez jamais personne vous dire le contraire.

Merci d'avoir acheté mon livre « **CUISINE ORIGINALE DES MUFFINS FAITS MAISON** » de 150 Recettes inratables et savoureuses de Grand-mère et merci pour la chère confiance que vous m'avez accordée.